全国中医药行业高等职业教育"十三五"规划教材

康复治疗基础

（供康复治疗技术、针灸推拿、中医学、
临床医学、护理等专业用）

主　编◎刘海洋

中国中医药出版社
·北　京·

图书在版编目（CIP）数据

康复治疗基础 / 刘海洋主编 . —北京：中国中医药出版社，2018.8（2023.3 重印）
全国中医药行业高等职业教育"十三五"规划教材
ISBN 978 - 7 - 5132 - 4991 - 1

Ⅰ . ①康⋯　Ⅱ . ①刘⋯　Ⅲ . ①康复医学—高等职业教育—教材　Ⅳ . ① R49

中国版本图书馆 CIP 数据核字（2018）第 102054 号

中国中医药出版社出版
北京经济技术开发区科创十三街 31 号院二区 8 号楼
邮政编码　100176
传真　010-64405721
河北品睿印刷有限公司印刷
各地新华书店经销

开本 787×1092　1/16　印张 8　字数 165 千字
2018 年 8 月第 1 版　2023 年 3 月第 5 次印刷
书号　ISBN 978 - 7 - 5132 - 4991 - 1

定价　27.00 元
网址　www.cptcm.com

服 务 热 线　010-64405510
购 书 热 线　010-89535836
维 权 打 假　010-64405753

微信服务号　zgzyycbs
微商城网址　https://kdt.im/LIdUGr
官 方 微 博　http://e.weibo.com/cptcm
天猫旗舰店网址　https://zgzyycbs.tmall.com

如有印装质量问题请与本社出版部联系（010-64405510）

中医药职业教育是我国现代职业教育体系的重要组成部分，肩负着培养新时代中医药行业多样化人才、传承中医药技术技能、促进中医药服务健康中国建设的重要职责。为贯彻落实《国务院关于加快发展现代职业教育的决定》（国发〔2014〕19号）、《中医药健康服务发展规划（2015—2020年）》（国办发〔2015〕32号）和《中医药发展战略规划纲要（2016—2030年）》（国发〔2016〕15号）（简称《纲要》）等文件精神，尤其是实现《纲要》中"到2030年，基本形成一支由百名国医大师、万名中医名师、百万中医师、千万职业技能人员组成的中医药人才队伍"的发展目标，提升中医药职业教育对全民健康和地方经济的贡献度，提高职业技术院校学生的实际操作能力，实现职业教育与产业需求、岗位胜任能力严密对接，突出新时代中医药职业教育的特色，国家中医药管理局教材建设工作委员会办公室（以下简称"教材办"）、中国中医药出版社在国家中医药管理局领导下，在全国中医药职业教育教学指导委员会指导下，总结"全国中医药行业高等职业教育'十二五'规划教材"建设的经验，组织完成了"全国中医药行业高等职业教育'十三五'规划教材"建设工作。

中国中医药出版社是全国中医药行业规划教材唯一出版基地，为国家中医中西医结合执业（助理）医师资格考试大纲和细则、实践技能指导用书、全国中医药专业技术资格考试大纲和细则唯一授权出版单位，与国家中医药管理局中医师资格认证中心建立了良好的战略伙伴关系。

本套教材规划过程中，教材办认真听取了全国中医药职业教育教学指导委员会相关专家的意见，结合职业教育教学一线教师的反馈意见，加强顶层设计和组织管理，是全国唯一的中医药行业高等职业教育规划教材，于2016年启动了教材建设工作。通过广泛调研、全国范围遴选主编，又先后经过主编会议、编写会议、定稿会议等环节的质量管理和控制，在千余位编者的共同努力下，历时1年多时间，完成了83种规划教材的编写工作。

本套教材由50余所开展中医药高等职业教育院校的专家及相关医院、医药企业等单位联合编写，中国中医药出版社出版，供高等职业教育院校中医学、针灸推拿、中医骨伤、中药学、康复治疗技术、护理6个专业使用。

本套教材具有以下特点：

1. 以教学指导意见为纲领，贴近新时代实际

注重体现新时代中医药高等职业教育的特点，以教育部新的教学指导意

见为纲领，注重针对性、适用性以及实用性，贴近学生、贴近岗位、贴近社会，符合中医药高等职业教育教学实际。

2. 突出质量意识、精品意识，满足中医药人才培养的需求

注重强化质量意识、精品意识，从教材内容结构设计、知识点、规范化、标准化、编写技巧、语言文字等方面加以改革，具备"精品教材"特质，满足中医药事业发展对于技术技能型、应用型中医药人才的需求。

3. 以学生为中心，以促进就业为导向

坚持以学生为中心，强调以就业为导向、以能力为本位、以岗位需求为标准的原则，按照技术技能型、应用型中医药人才的培养目标进行编写，教材内容涵盖资格考试全部内容及所有考试要求的知识点，满足学生获得"双证书"及相关工作岗位需求，有利于促进学生就业。

4. 注重数字化融合创新，力求呈现形式多样化

努力按照融合教材编写的思路和要求，创新教材呈现形式，版式设计突出结构模块化，新颖、活泼，图文并茂，并注重配套多种数字化素材，以期在全国中医药行业院校教育平台"医开讲–医教在线"数字化平台上获取多种数字化教学资源，符合职业院校学生认知规律及特点，以利于增强学生的学习兴趣。

本套教材的建设，得到国家中医药管理局领导的指导与大力支持，凝聚了全国中医药行业职业教育工作者的集体智慧，体现了全国中医药行业齐心协力、求真务实的工作作风，代表了全国中医药行业为"十三五"期间中医药事业发展和人才培养所做的共同努力，谨此向有关单位和个人致以衷心的感谢！希望本套教材的出版，能够对全国中医药行业职业教育教学的发展和中医药人才的培养产生积极的推动作用。需要说明的是，尽管所有组织者与编写者竭尽心智，精益求精，本套教材仍有一定的提升空间，敬请各教学单位、教学人员及广大学生多提宝贵意见和建议，以便今后修订和提高。

国家中医药管理局教材建设工作委员会办公室

全国中医药职业教育教学指导委员会

2018 年 1 月

现代康复医学体系自 20 世纪 80 年代引进中国以来发展迅速，与预防医学、保健医学、临床医学并称为医学的四大分支。随着科技和社会的发展，康复治疗技术不断进步，康复医学的队伍日益壮大，专业的康复医疗和教育机构逐年增多。为了指导康复治疗专业人才的培养，夯实临床康复的理论基础，弘扬具有新时代中国特色的大健康康复服务理念，越来越多的职业院校开设了康复治疗基础课程。

本教材是在《中医药健康服务业发展规划（2015—2020 年）》和《中医药发展战略规划纲要（2016—2030 年）》的指引下，根据全国中医药职业教育教学指导委员会《关于加快发展中医药现代职业教育的意见》和《中医药现代职业教育体系建设规划（2015—2020 年）》的文件精神，在国家中医药管理局教材建设工作委员会的指导下完成，以提升中医药职业教育对全民健康和地方经济的贡献度为目标，旨在提高高等职业技术院校学生的临床应用能力。通过本课程的学习，学生应重点掌握人体发育的规律和特点，能够对发育情况进行基本评定，掌握并使用部分康复评定方法，熟悉疾病的康复治疗过程。本教材供职业院校康复治疗技术、针灸推拿、中医学、临床医学、护理等专业学生及相应水平的学员使用。

本教材共五个模块。模块一康复治疗概论主要介绍了概述、学习康复治疗基础的意义及康复职业要求、康复的工作模式与伦理道德等内容；模块二从概述及残疾的分类、预防、治疗等方面介绍了残疾学的主要内容；模块三人体发育学重点阐述了人体各发育时期的发育规律、特点、异常发育及其发育评定；模块四康复评定扼要地介绍了部分康复评定方法；模块五疾病康复选择性地介绍了常见疾病和病证的概述、康复评定与治疗，旨在引导学生将康复治疗的基础知识应用于临床，建立临证康复思维，启发学习兴趣。

本教材编委会由全国十余所高等医学院校的 17 位专家组成。模块一由刘海洋、智娟、宁成成编写，模块二由易玲利、陈慧杰、居传水编写，模块三由彭晓松、杨蓓蓓、边静、金翊思、栾天明、马飞翔编写，模块四由常晓波、彭晓松、王丽岩、栾天明编写，模块五由易玲利、杨和艳、李雪芳、汪金宇编写。

本教材在编写过程中得到参编单位的大力支持，在此表示诚挚的感谢和深深的敬意！各位编委辛勤工作，几易其稿，力求编出符合医学院校学生特点和医疗行业发展要求的优质教材，但书中难免仍存疏漏，恳请使用本教材的广大师生提出宝贵意见，以便再版时修订提高，使本教材更臻完善。

《康复治疗基础》编委会

2018 年 6 月

"扫一扫"
《康复治疗基础》课件

目　录

模 块 一

康复治疗概论

【学习目标】
1. 掌握康复治疗的基本概念。
2. 熟悉康复医学与其他医学的关系及康复工作的模式。
3. 了解康复治疗的机构模式和康复工作者的伦理道德及职业素养。

项目一 概 述

一、基本概念

（一）康复

1. 康复的概念 随着康复实践的不断开展，康复的概念和内涵也在不断发生改变。自1942 年，全美康复讨论会上第一次确立了康复的定义以来，世界卫生组织（World Health Organization，WHO）对康复的定义做了多次概括。总体而言，康复（rehabilitation）是指综合、协调地应用医学的、社会的、教育的、职业的及其他措施，对病、伤、残者（包括先天性残疾）进行训练和再训练，使他们已经丧失的功能尽快地、最大可能地得到恢复和重建，并在身体、精神和社会能力上得到尽可能的恢复，以使其重返社会，提高生存质量。康复尽管无法消除所有的病理改变，但早期、系统、规范的康复治疗仍可使个体生存达到最佳状态。

2. 康复研究的范畴与手段 现代康复的研究内容早已不是单纯的身体机能的恢复，随着人们健康标准的日益提升，其已经发生了巨大改变，进入了全面康复的新阶段。全面康复是以整体的人（病、伤、残者）为对象，通过提高局部与整体功能水平，最终实现残疾人身心、社会、职业和经济能力的全方位康复。这绝非依靠单一手段即可实现，而需依靠不同康复手段平行介入。这也决定了康复的综合性和多学科性。康复的手段主要有医学康复、教育康复、社会康复、职业康复、康复工程等，医学康复的介入往往要先于其他方面。

（1）医学康复（medical rehabilitation） 即利用医疗手段促进康复，医学领域内使用的一切方法都可以应用，也包括康复医学所特有的各种功能训练。

（2）教育康复（educational rehabilitation） 通过各种教育促进聋哑儿童、弱智儿童、肢体伤残儿童等的康复。对能接受普通教育的残疾人应创造条件使其进入普通学校接受教育；对不能接受教育的残疾人，应开设特殊学校，如专门学校、访问学校等，使其接受特殊的教育。

（3）社会康复（social rehabilitation） 从社会的角度推进和保证医疗康复、教育康复、职业康复的进行，维护残疾者的尊严和公平待遇，使其适应家庭、邻里和工作环境，充分参与社会活动，如工伤的认定和处理、社区及居室的无障碍环境设计与改造、康复器材及残疾人用品用具的配备等。

（4）职业康复（vocational rehabilitation） 是指采取适当的手段，帮助伤残人士恢复健康和工作能力，使其重返工作岗位或胜任新的职业，以恢复其正常生活能力。这对于发挥其潜能、实现人的价值和尊严、获得独立经济能力、贡献社会很有意义。职业康复包括职业评定、职业训练、选择介绍职业和就业后的随访。

（5）康复工程（rehabilitation engineering，RE） 是应用现代工程学的原理和方法，研究残疾人全面康复中的工程技术问题、残疾人的能力障碍和社会的不利条件，通过假肢、矫形器等辅助器具及环境改造等途径最大限度恢复、代偿或重建患者的躯体功能的治疗措施。将工程技术用于无障碍环境改造可以弥补残疾者生活能力的不足。

（二）康复医学

1. 康复医学的概念 康复医学（rehabilitation medicine）是一门具有独立的理论基础、功能评定方法、治疗技能和规范的医学应用学科，旨在加速人体伤病后的恢复进程，预防和（或）减轻其后遗功能障碍程度，帮助病、伤、残者回归社会，提高其生存质量。康复医学和预防医学、保健医学、临床医学并称为"四大医学"，共同组成全面医学。

2. 康复医学的内容 康复医学是一门具有专科理论和专业技术的医学科学，又是一门跨学科的应用科学。其主要工作内容包括康复基础学、康复评定、康复治疗技术、临床康复治疗和社区康复等。

（1）康复基础学 是康复医学的理论基础，包括与康复功能训练有关的解剖学、生理学、人体发育学、人体运动学、生物力学、医学心理学及医学工程学等。

（2）康复评定 是在临床检查的基础上，对病、伤、残者的功能状况及其水平进行客观、定性和（或）定量的描述，并对结果做出合理解释的过程，又称功能评定，包括运动功能评定、感觉功能评定、心理与认知功能评定、言语与吞咽功能评定、日常生活活动能力评定及神经电生理评定等。

（3）康复治疗技术　是康复医学的主要内容，包括物理治疗、作业治疗、言语治疗、心理治疗、文娱治疗、中国传统康复治疗、康复护理、康复工程等。

（4）临床康复治疗　是综合采用各种康复治疗手段对各类伤病所致的功能障碍进行的针对性的康复医疗实践，包括肌肉骨骼康复、神经康复、内外科疾患康复、疼痛康复、儿童康复等。

（5）社区康复　是利用和依靠社区资源采取综合性的康复措施，使伤病残者得到及时、合理和充分的康复服务，以改善其躯体功能、提高生活质量，使其回归正常社会生活。这也是 WHO 在 1976 年提出的一种有效的、经济的康复服务途径。

3. 康复医学的服务对象

（1）急性伤病及手术后存在功能障碍者。

（2）肢体和器官等损害所引起的各类残疾者，如肢体残疾、听力残疾、言语残疾、视力残疾、精神残疾、智力残疾等。

（3）慢性疾病出现相应的脏器与器官功能障碍者。

（4）自然衰老导致的脏器与器官功能障碍严重影响健康的老年人。

4. 康复医学的服务方式

（1）机构康复（institution based rehabilitation, IBR）　包括综合医院的康复科、康复门诊、康复中心及特殊的康复机构等。机构康复的优势在于是有较完善的康复设备和经过正规训练的各类专业人员，工种齐全，有较高的专业技术水平，能解决病、伤、残者各种康复问题。其不足是病、伤、残者必须前往这些机构，方能得到康复服务。

（2）社区康复（community based rehabilitation, CBR）　社区康复既是康复医学的主要内容之一，同时也是其主要的服务方式。其优点是服务面广、实用易行、方便快捷、费用低，有利于残疾人回归家庭和社会，故主张大力推广，以解决大多数残疾人的康复问题。社区康复计划应包括转介服务部分，专业的康复技术应由上级机构指导，而一些难于在社区解决的困难问题，必须向上级机构转送。社区康复目前存在的具体问题主要是综合实力相对较弱、专业程度不高，有待于进一步提高。

（3）居家康复（home based rehabilitation, HBR）　是指具有一定资质和水平的康复治疗师及相关人员，深入到长期卧床患者、老人、残疾人、临终人员和其他需要康复服务者的家庭，提供康复治疗、健康宣教等服务。其不足是服务数量和内容均受一定限制。

以上三种康复服务方式关系密切，没有良好的机构康复就难有良好的社区康复，没有良好的社区康复及居家康复，机构康复也无法解决病、伤、残者的所有康复问题。因此，三者相辅相成，互相制约。

（三）康复治疗学

1. 康复治疗学的概念 康复治疗学是康复医学的主要内容，是以主动的功能训练为专门技术的治疗学科，主要研究如何应用非药物、非手术的各种训练性的康复治疗手段以提高患者的功能。

2. 康复治疗的原则和方法 康复治疗是帮助病、伤、残者获得知识和技能，最大程度获得躯体、精神和社会功能的一个主动的动态过程。康复治疗的原则是早期介入、综合实施、循序渐进、主动参与。其主要方法包括三种：①减轻残疾的方法；②设计获得新的技能和决策能力，从而减轻残疾影响的方法；③帮助改变环境，使残疾人适应环境，将导致残障的可能降到最低的方法。

3. 康复治疗的手段

（1）物理治疗（physical therapy，PT） 是目前应用最普遍的康复治疗手段，分为物理因子治疗和运动治疗。物理因子治疗是使用电、光、声、磁、水、蜡等物理因子进行治疗的方法；运动疗法是采用运动的方式达到改善躯体和脏器功能的治疗方法。

（2）作业治疗（occupational therapy，OT） 是应用有目的的、经过选择的作业活动，对由于身体上、精神上、发育上有功能障碍或残疾以致不同程度地丧失生活自理和劳动能力的患者进行评价、治疗和训练的过程，以最大限度地促进患者身体、精神和社会参与等各方面障碍的功能恢复。

（3）言语治疗（speech therapy，ST） 是指针对言语功能障碍和吞咽功能障碍通过评定给予的针对性治疗。目的是改善沟通交流能力，保障摄食安全性，预防并发症的发生。

（4）心理治疗（psychological therapy） 是通过观察、谈话、实验和心理测验法等对患者的心理异常进行评定，采用精神支持疗法、暗示疗法、催眠疗法、行为疗法、脱敏疗法、松弛疗法、音乐疗法和心理咨询等对患者进行治疗，使患者以积极、主动的态度参与康复治疗及家庭和社会生活。

（5）康复工程（RE） 详见前文"康复研究的范畴与手段"。

（6）中国传统康复治疗（traditional Chinese rehabilitation therapy） 是在调整机体整体功能、疼痛处理与控制、身体平衡和协调功能改善等方面应用中国传统治疗方法进行康复治疗，以丰富康复训练，进一步加速患者的功能恢复。

（7）文娱治疗（recreation therapy，RT） 选择患者力所能及的一些文娱、体育活动，对患者进行功能恢复训练，一方面恢复其功能，另一方面使患者得到娱乐。

（8）康复护理（rehabilitation nursing，RN） 除一般基础护理内容外，康复护士还应该理解和熟悉康复医学的基本概念、主要内容和技能，并使之渗透到整体的护理工作中，使康复的观念和基本技术成为整体护理工作的一部分。康复护理特别要为患者提供良好的康复环境及有益的活动，避免并发症和继发残疾，将功能训练内容与日常生活活动相结合，提高患者的生活自理能力。

（9）社会服务（social service，SS） 在住院时，应帮助患者尽快熟悉、适应新环境，正确面对现实，并寻求社会福利服务和救济部门的帮助；在治疗期间协调患者与治疗人员的关系；出院前向患者提供社会康复方面的指导，如职业培训、指导再就业等。

在康复治疗体系中，其核心是物理治疗、康复工程等现代康复治疗手段，但值得一提的是，我国传统康复治疗技术也在全球范围内越来越受推崇和重视。

二、康复医学学科的形成与发展

（一）中国传统康复医学的形成与发展

中国传统康复医学是运用中国传统医学的理论和方法解决康复医学中所面临问题的医学学科，也有学者称其为"现代中医康复学"。中国古代没有明确的康复医学概念，相关内容散见于历代医家的著作之中，其核心是传统康复疗法。中医内治法和外治法、针灸疗法、推拿疗法、气功疗法、中国传统医疗体育疗法、中国传统音乐疗法等传统康复疗法均具有解决或减轻康复医学中临床问题的具体措施。这些均广受国际康复医学界和世界卫生组织关注。

早在远古时代，人们即发现有些动植物具有康复保健疗疾的作用，同时人们出于本能的自我救助需要，用手或石片等抚摩、捶击身体的某些部位，以缓解病痛。在殷商时代的甲骨卜辞中已有关于按摩的资料。在新石器时代，人们已制造不同形状的石器，用于减轻病痛的折磨。在发现火以后，人们认识到温热的治疗作用，逐渐从应用树枝施灸发展到艾灸。夏商时期酒的酿造已较普遍，此时期发明了汤液，被广泛用于医疗保健。

战国至南北朝是中国传统康复疗法的创立阶段。我国第一部医理论著《黄帝内经》在论述痿痹、麻木、肌肉痉挛等病证时提倡应用针灸、导引、气功、按摩、熨法等治疗方法。我国最早的脊柱复位方法载于汉简的《引书》，为采用仰卧位颈椎拔伸法治疗落枕之法。马王堆汉墓出土的帛书《导引图》记载了应用腰背肌锻炼和活动关节的方法治疗腰痛及关节活动困难，并载有"足臂十一脉灸经""阴阳十一脉灸经"等针灸康复方法。张仲景的《伤寒杂病论》载有"导引吐纳、针灸膏摩"等防治疾病。汉末华佗的膏摩方、五禽戏，《肘后备急方》中面部美容法及拈脊骨皮法、抄腹法的记载，《养性延命录》与《太清道林摄生论》对自我按摩法的论述，这些都为康复疗法的系统化奠定了良好的基础。

隋唐时期是中国传统康复疗法的发展阶段。隋代巢元方的《诸病源候论》记载"养生方导引法"治疗痹证、手足不遂等。唐代太医署设置按摩科，推拿按摩教学兴起。唐代蔺道人《仙授理伤续断秘方》将推拿手法运用于骨伤科疾病的康复治疗。

宋代至明代是中国传统康复疗法进一步充实和发展的时期，宋代官方设立了安济坊、养济院等收治老弱病残者的康复医疗机构。王惟一主持设计制造针灸铜人，著《铜人腧穴针灸图经》，对宋代及后世针灸康复疗法的发展具有重要的推动作用。丘处机的《摄生消息论》中记载了大量老年康复与养生的实践。

清代是中国传统康复疗法的鼎盛时期，汤灏的《保生篇》保存了大量的传统康复理论与实践经验。吴谦在《医宗金鉴》中对"正骨八法"进行了详细论述，使推拿手法成为骨科康复治疗的主要手段。

1956年开始，全国各地陆续建立中医院校，中国传统康复疗法得到了传承和发展。1986年，北京中医药大学(原北京中医学院)成立养生康复专业，使传统康复疗法进一步发展壮大。2007年，国家中医药管理局设立"十一五"重点"中医康复专科"；2009年，国家中医药管理局设立"中医康复重点学科"。这都极大地推动了中医康复的蓬勃发展。我国针灸、推拿技术远传国外，太极拳、易筋经、五禽戏等传统功法及推拿、拔罐、刮痧等传统康复治疗技术已为世界医学界所瞩目。在"实施健康中国战略"的时代背景下，中国传统康复医学面临着巨大的发展空间，应在预防和减轻残疾影响、促进功能障碍患者身心功能恢复、促进全面健康、拉动国民经济增长等方面发挥积极的作用。

（二）现代康复医学的形成与发展

康复医学作为一门独立的医学学科，诞生于20世纪40年代，迄今只有70余年的历史。1910年起，"康复"一词正式被应用于残疾者，同时出台了保障残疾人福利和就业的相关法律。1917年，美国陆军成立了身体功能重建部和康复治疗部，这是最早的康复机构。同年，美国在纽约成立了"国际残疾人中心"。一战期间，美国为了对伤员进行职业训练，开设康复车间。1919年，加拿大已应用作业疗法治疗伤员。第一次世界大战之后遗留的战伤如截肢、脊髓及周围神经损伤等导致的功能障碍，成为康复最主要的病种。第二次世界大战后，美、英利用战时取得的康复经验建立了许多康复中心，西欧及北欧深受这种热潮的影响。1946年，美国康复医学之父Howard A.Rusk教授提出了康复医学的系统理论、原则和特有方法。此时，康复治疗已初步贯彻全面康复的原则。1948年，世界物理治疗联合会成立。1949年起，美国住院医师的专科培训增设康复医学学科。同年，美国物理医学会更名为美国物理医学与康复学会。1950年，国际物理医学与康复学会成立。1951年，WHO正式成立了康复处，设立了康复专家委员会。1954年，世界作业治疗师联合会成立。1955年，Rusk教授在美国成立了世界康复基金会（World Rehabilitation Foundation，WRF）。在此期间，康复医学作为一门新兴学科迅速成长。1958年，Rusk教授主编的教科书《康复医学》面世，这是康复医学专业第一本权威性的经典著作。1960年，国际伤残者康复协会成立，1969年更名为康复国际（Rehabilitation International，RI）。同年，Licht成立了国际康复医学会（International Rehabilitation Medical Association，IRMA），有力地推动了康复机构的建立、康复专业人员的培养和康复医学专业的发展。至此，康复医学已成为一门独立的医学学科。

1970 年以后，康复医学进入发展期。1982 年，我国启动康复医学学科建设，引进了现代康复医学的概念、理论和技术，出台了有关的政策、法令。1983 年，成立了中国康复医学研究会，标志着我国康复医学的学科正式形成。1988 年中国康复医学研究会更名为中国康复医学会，同年成立的中国残疾人联合会又下设康复协会。在 20 世纪 80 年代中后期还先后建立了各级康复工作机构，成立了各级专门的康复医疗机构，许多综合医院建立了康复医学科。90 年代以后，国家出台了一系列政策，极大地推动了我国康复医学事业的发展。尽管我国康复医学起步较晚，但发展迅速，尤其是我国康复工作者将独到的中西医结合康复医学与世界现代康复医学技术融会贯通，积极开展国际学术交流，相互借鉴，取长补短，使得我国康复医学已取得了令人瞩目的成就。

知 识 链 接

我国康复医疗发展的政策背景

1996 年起，卫生行政部门规定综合医院建立康复医学科作为临床二级学科，明确了学科的定位。2009 年《国务院关于深化医药卫生体制改革的意见》（中发〔2009〕6 号）中提出预防、治疗、康复三结合的方针。2010 年康复治疗正式纳入国家医保的范畴（卫农卫发〔2010〕80 号）。2011 年开始康复医疗服务体系建设，颁布《综合医院康复医学科建设与管理指南》。2012 年颁布的《"十二五"时期康复医疗工作指导意见》的通知（卫医政发〔2012〕13 号）特别强调疾病早期康复治疗可以避免残疾的发生或减轻残疾程度、改善患者生活质量、减轻家庭和社会的经济负担；同年颁布了《康复医院基本标准》。2013 年国务院印发了《关于促进健康服务业发展的若干意见》（国发〔2013〕40 号）。2015 年初国务院颁发了《关于加快推进残疾人小康进程的意见》（国发〔2015〕7 号），通过《全国医疗卫生服务体系规划纲要》（国办发〔2015〕14 号）强调实施分层级诊疗、分阶段康复。2015 年 9 月 11 日，国务院办公厅发布《关于推进分级诊疗制度建设的指导意见》（国发〔2015〕70 号），强调完善治疗 - 康复 - 长期护理服务链，为患者提供科学、适宜、连续性的诊疗服务，要求加强康复医疗的发展。

三、康复医学发展的时代背景

目前，随着医学模式的转变、健康观念的更新、疾病谱的改变，以及各类意外事故的增多，社会对康复治疗的需求大大增加，促进了康复医学事业的发展。

（一）医学模式的转变

医学模式的发展经历了古代神灵主义医学模式、自然哲学医学模式、生物医学模式、生物 - 心理 - 社会医学模式等几个阶段。单纯的"生物医学模式"没有考虑心理因素和社会因素在人们健康和疾病中的作用，具有一定的片面性。随着社会的进步和发展，生物 - 心理 - 社会医学模式的产生就成为必然。这一新的医学模式的建立，促使医学更全面地探明人类的心理变化和躯体疾病之间的内在联系，更深刻地揭示了人类为战胜疾病与维护健康而斗争的科学本质，并据此探索出预防和治疗疾病的更全面、更有效的方法。康复医学的内涵与新医学模式一致，生物 - 心理 - 社会医学模式也是康复医学重视提高功能与全面康复的理论基础，更有利于促进康复医学的发展。

（二）疾病谱的变化

20 世纪 50 年代以后，人类的疾病谱和死亡谱发生了根本性的变化。20 世纪初，威胁人类健康的疾病主要是急慢性传染病、营养不良性疾病、寄生虫病等。20 世纪后半叶，心血管病、恶性肿瘤和脑血管病居于疾病谱的前三位。21 世纪，人口老龄化造成的老年病和慢性病逐渐增多，而这些疾病往往遗留不同程度的功能障碍，迫切需要康复的介入，以提高患者的生活质量。

（三）健康理念的提高

1947 年，WHO 提出了著名的健康三维概念："健康乃是一种躯体上、心理上和社会上的完满状态，而不仅是没有疾病或虚弱。"这个概念从三维角度衡量健康的水平，是生物 - 心理 - 社会医学模式在健康概念中的具体体现。1990 年，WHO 进一步定义了四维健康概念，即"一个人在身体健康、心理健康、社会适应健康和道德健康四个方面皆健全"，说明了人类对健康的理解越来越完善，对健康的要求越来越高。从康复医学的角度来看，伤病患者的心理状态对整个康复治疗过程能否顺利进行起到至关重要作用。

四、康复医学与其他医学的关系

（一）康复医学与预防医学

利用人体自身的免疫力预防病变的医学称为预防医学。预防医学与康复医学在三级预防的概念上是一致的。通过积极的措施，例如健身锻炼和合理的生活习惯、防止疾病的发生，以降低功能障碍的可能性。许多疾病在发病后，需要积极的康复介入，以预防继发性功能障碍或残疾的发生。已经发生功能障碍后，可以通过积极的康复锻炼防止功能障碍的加重或恶化。康复预防和预防医学在上述方面内容基本一致。

（二）康复医学与保健医学

保健医学强调通过主动锻炼，提高机体对外界环境的适应力和对疾病的抵抗力。保健对象需要临床医学、预防医学和康复医学的综合服务，保健医学是介于临床、预防和康复之间的学科。

（三）康复医学与临床医学

康复治疗的过程往往需配合临床治疗，临床治疗过程中亦需康复治疗的介入。例如骨折、脑卒中、脊髓损伤、脑外伤等疾病治疗过程中，均需通过早期活动和功能锻炼来缩短住院时间，提高功能恢复的程度。因此，康复医学应尽早介入，并和临床治疗共同构成整体治疗方案，它并不是临床治疗的后续或临床治疗的重复内容（表1-1）。

表1-1 临床医学与康复医学的区别

项目	临床医学	康复医学
对象	疾病（患病的个体）	功能障碍（病残的个体）
目的	治愈疾病或稳定病情	功能恢复（ICF 三个水平）
诊断或评价	疾病诊断（按 ICD-10 分类）	功能评定（按 ICF 分类）
治疗手段	以药物治疗和手术为主	主动性康复训练为主（如物理治疗、心理治疗等）
专业人员	医疗小组（医生、护士等）	康复小组（康复医师、康复护士、康复治疗师等）
后果	治愈、好转、无效、死亡	三个层次上的功能提高程度
社会性	主要从医学的角度考虑	主要从社会学的角度考虑

项目二 学习康复治疗基础的意义及康复职业要求

一、学习康复治疗基础的意义

社会经济和科学技术的进步推动着康复医学的发展。随着康复医学知识、技术的不断更新，越来越多的病、伤、残者通过康复治疗改善了功能，降低了致残率，提高了生活质量。康复治疗基础是康复治疗专业的导引课程，它涵盖了康复治疗概论、残疾学、人体发育学、康复评定、疾病康复等内容。通过学习康复治疗基础，以期使康复治疗工作者能对康复医学与社会发展关系有更多的了解，从而更有利于促进康复事业的发展。同时，可为进一步深入学习康复治疗专业课程培养临证思维，奠定良好的基础。

二、康复治疗师的职业素养要求

职业素养是指职业内在的规范和要求，是职业过程中表现出来的综合素质，包括职业道德、职业技能、职业作风和职业意识等方面。一名优秀的康复治疗师，除具有丰富的专业知识和熟练的操作技能外，还需具备较高的职业素养，如爱岗敬业、责任心强、良好的合作沟通能力和团队协作精神。

1. 具备爱心和耐心 康复医疗工作者需要奉献自己的爱心，最大限度地给患者以帮助和安慰，这是医疗工作的常规行为与功能，无论其社会意义还是现实意义都大大超过了治疗本身。康复治疗师及其他医务人员都要有一颗爱心，要会用真心和温情去帮助患者，从而尽可能减少其痛苦。康复治疗工作任务繁重，疗效又不能一蹴而就，这就要求治疗师要有耐心，不能心浮气躁，不能因短时间没有效果，或患者配合欠佳、反应迟钝，就放弃治疗。治疗师的耐心是患者进步的动力和保障，康复工作需要医患双方长期共同努力，作为康复治疗师更要坚持，以极大的耐心坚持正确的治疗思路，带动患者积极治疗。

2. 负有责任心 康复治疗师的技术水平直接影响康复训练的疗效，而技术水平的提高需要治疗师不懈的努力和钻研。从这一角度而言，也体现着治疗师的责任心。

3. 重视团队协作 康复治疗以"功能训练、全面康复、重返社会"为原则，采用康复协助小组形式开展工作。该工作模式以康复医师为组长，康复治疗师、康复护士、假肢矫形器技师、社会工作者共同参与。团队成员间只有互相信任、团结协作、各尽其职，才能使患者获得最佳的治疗效果。

4. 做好医患沟通 通常，使医患关系紧张、医疗纠纷增加的并不是技术问题，而是医患之间的沟通出现了问题。康复治疗师作为一线医务工作者，直接与患者接触，良好的沟通技巧是必备的技能，也是构建和谐医患关系的重要方面。

三、康复专业人员培训及资质认证

康复医学自 20 世纪 80 年代引入我国以来得到了迅速发展，院校纷纷开设康复相关专业，各级医院设立康复医学科。我国正规康复治疗专业的学历教育始于 2000 年，于南京医科大学首批开设。2002 年，首都医科大学正式建立康复治疗本科教育，教育部统一命名为康复治疗学专业。至 2006 年，全国已有 20 所医学院校、6 所中医院校和 5 所非医学类院校开设康复治疗学专业。至 2010 年，全国范围内已有近 70 所高等院校相继设立康复治疗学本科专业，大专院校超过 100 所。研究生教育也蓬勃发展，培养了一大批康复治疗专业人才。我国康复治疗专业人才的培养已逐步规范化。本科教育方面，2002 年，国家统一编订了康复治疗专业本科教学大纲和教材。2006 年，原卫生部启动编写本科康复治疗专业规划教材。职业教育方面，2001 年，原卫生部、教育部联合颁布《中国医学教育改革和发展纲要》，明确"高等职业技术教育和中等教育主要设置医学相关类专业"的目标。2004 年，颁布的《护理、药学和医学相关类高等教育改革和发展规划》明确了"医学相关类在专科层次上属高等职业教育范畴"。由此，康复职业教育得到了快速发展。但各层次康复教育中，多数院校没有区分 PT 和 OT 亚专业，教育模式均无法达到世界物理治疗联盟和世界作业治疗师联合会要求的最低教育标准。

现阶段，我国康复医师、康复治疗师还没有专业的职业认证，只有相关的资格认证考试。康复医师只有在取得执业医师资格证后通过职称考试（康复医师）才可成为专科康复医师。康复治疗师则需要通过卫生专业技术资格考试取得康复治疗技士、技师、中级师资格。目前，我国尚无 PT、OT 等专业资格认证。

知 识 链 接

世界物理治疗联盟与世界作业治疗师联合会

世界物理治疗联盟（World Confederation for Physical Therapy，WCPT）成立于 1951 年，由来自澳大利亚、加拿大、丹麦、英国、法国、瑞典和美国等 11 个学术团体共同组成，旨在确立物理疗法专业在国际专业领域的合法地位，提升本专业临床、教育和科研水平，鼓励团体或区域间的学术或信息交流，加强国际专业合作等。1953 年，在英国伦敦召开了首届会议，成立了 WCPT 管理委员会，制定了学会未来 10 年的发展目标，并决定今后每四年在世界不同的地区召开一届学术会议。

世界作业治疗师联合会（World Federation of Occupational Therapists，WFOT）成立于 1954 年，是国际残疾人康复协会为推进世界康复事业的发展而发起创建的。1952 年，在英国 6 个会员国代表讨论后制定了加盟该组织的条件、作业治疗师的教育标准及该组织的有关章程。1954 年 8 月有 10 个国家的 400 名代表参加了第一次总会，以后每四年举行一次会议。

四、未来康复治疗人才前景的预测

根据我国第六次全国人口普查及第二次全国残疾人抽样调查数据显示，全国各类残疾人的总数为 8502 万人，其中有康复需求者达 5000 多万人。因交通、工伤事故致残的伤残者每年增加约 100 万人。另外，大部分慢性病患者及老年人需要康复服务。目前，我国确诊的慢性病患者已超过 2.6 亿人，有相当一部分需要康复援助。随着我国人口老龄化进程的加快，到 2020 年，老年人口将达到 2.48 亿，老龄化水平将达到 17.17%，其中，80 岁及以上老年人口将达 3067 万人，占老年人口的 12.37%。而目前，各康复机构、医院和社区严重缺乏康复治疗专业技术人才，所提供的康复服务还达不到 20%。

截至 2015 年，我国康复医师占基本人群比例约为 1∶250000。近年来，尽管康复事业快速发展，开设康复治疗专业的本、专科院校大量增加，但到目前为止，我国康复治疗师也不足 5 万人，对于我们这样一个拥有 13 亿人口的大国，治疗师的数量远远不够。而美国、加拿大及欧洲一些国家康复治疗师的比例平均为 60/100000 人。康复专业人才的巨大缺口已经严重制约了我国康复事业的发展，受过正规专业培训的高级康复治疗技术人才更是供不应求。目前我国康复治疗技术专业毕业生就业前景十分乐观。

项目三　康复学科的工作模式

一、学科内合作

学科内合作是指在康复医学学科内各专业的合作，是最常见的康复工作模式。在患者介入康复治疗前，康复医师会组织康复治疗师和康复护士了解患者的主要情况，对患者进行诊断、综合评定，并且根据患者的情况提出适合的训练项目，各专业人员均可针对患者的功能受限性质、程度、发展趋势、预后和转归发表意见，经过讨论，总结出最适合患者的综合治疗方案。治疗中期，康复医师还会定期组织康复治疗师和康复护士进行小组会议，围绕患者病情、目前康复治疗进展和日常护理情况进行综合讨论，提出需要重点关注的问题，明确下一阶段患者的治疗目标，并对患者所参与的康复治疗项目做出所需要的调整。在患者出院之后，也要进行会议总结，并对患者下阶段的治疗或者出院后的康复计划及注意事项提出建议。

二、学科间合作

学科间合作是康复工作者的另外一种工作模式，也是近年来努力发展的方向。康复工作的对象涉及的范围很广泛，因此，康复科与很多临床科室（如神经内科、神经外科、骨科、心血管内科、心血管外科、呼吸外科，烧伤科、风湿科等）联系密切。近年来，部分医院的康复治疗已经延伸至重症监护科，对重症患者进行早期的康复干预对其恢复有很大的帮助。康复科与其他临床科室开展学科间合作，对有需要的患者进行专业性的康复训练及康复宣教，可以加快患者的康复进程，也可以减轻患者出院后的功能障碍程度。

康复工作小组需要定期召开小组会议，通常伴随查房进行，小组工作人员互相之间还要对患者病情和出现的特殊情况及时进行沟通，以促进工作质量与工作效率的提高。

项目四　康复工作中的伦理道德

康复工作者不仅需要拥有丰富的专业知识与实践能力，还要拥有良好的职业道德素养。发展具有中国特色的康复医学体系时，其伦理要求和道德规范应当适合本民族、本社会的伦理道德观念，并以此来指导中国康复医学中的各项活动。具体要遵守以下准则：

（一）平等的原则

康复工作者需要平等地对待每一位患者，无论其性别、年龄、种族、职业等存在何种差异，都应一视同仁平等地对待他们，消除他们的自卑心理和恐惧心理，更好地提高他们的医从性。康复医疗机构应当保障每位患者具有平等地享有各项康复医疗设施、康复医疗和保健服务的权利，弘扬中国康复医疗行业的正气。

（二）尊重的原则

人与人之间最基本的相处原则就是相互尊重。进行康复治疗的患者因自身的健康状况会有比常人更强烈的心理反应，对于身边人的看法和态度更加敏感，更加渴望得到尊重。康复工作者在治疗过程中要给予患者应有的尊重，平等以待，尊重患者隐私，帮助患者提高治疗热情和信心，促进康复工作的有效开展。

（三）严谨的原则

康复工作者应当以严谨的态度投入到工作及与患者的相处中去，认真对待每一位患者，对其病情交代要准确恰当。另外，康复工作者还应当掌握各项康复医疗技术，勤学博览，学习交叉学科知识，始终保持谦虚谨慎的作风。

复习思考

1. 试述康复治疗学的概念？
2. 康复医学包括哪些内容？
3. 康复治疗的手段有哪些？
4. 康复医学和临床医学有何不同？
5. 康复治疗师需要具备哪些职业素养？

模 块 二

残疾学

【学习目标】

1. 掌握残疾学的相关概念和三级预防。
2. 熟悉残疾的分类和康复治疗。
3. 了解残疾的政策法规。

项目一 概 述

一、基本概念

残疾（disability）是指因外伤、疾病、发育缺陷或精神因素等导致人体解剖结构、生理功能的异常和（或）丧失，不同程度地影响正常生活、学习和社交活动的一种状态。

残疾人（disabled person）是康复医学的主要服务对象之一，是指生理功能、心理和精神状态异常或丧失，部分或全部失去以正常方式从事正常范围活动的能力，在社会生活的某些领域中不利于发挥正常作用的人。目前，全球的残疾人总数已超过 10 亿，中国占有较大比例。

残疾学（disability studies）是以残疾人及残疾状态为研究对象，专门研究残疾的病因、表现特征、发展规律、对个人和社会的影响、康复评定、预防和治疗的一门学科。它以医学为基础，涉及诸多学科，是自然科学与社会科学相结合的产物。

二、残疾的相关政策法规

由于残疾人在实现个人潜能的过程中受到生理的、法律的及社会的多方面阻碍，因此，为保证残疾人合法权益和公平参与社会，联合国先后发布了《精神迟滞者权利宣言》

《残疾人权利宣言》《关于残疾人的世界行动纲领》《残疾人机会均等的标准规则》和《残疾人权利公约》，并于 1992 年宣布将每年的 12 月 3 日定为"国际残疾人日"。

近年来，我国对残疾人问题日益重视：1988 年，颁布了第一个残疾人事业发展规划，即《中国残疾人事业五年工作纲要》；1990 年，通过了《残疾人保障法》；2016 年，国务院印发了《"十三五"加快残疾人小康进程规划纲要》。国家从政策层面保护了残疾人的权益，并为其事业发展提供了保障。

项目二　残疾的分类

一、国际功能和健康分类

1980 年，世界卫生组织发布了《国际病损、残疾和残障分类》（International Classification of Impairment, Disability and Handicap, ICIDH），将残疾划分为伤病、残疾、残障三个类别。2001 年，ICIDH 修订后重新定名为《国际功能残疾与健康分类》（International Classification of Functioning, Disability and Health, ICF），简称《国际功能分类》，由"疾病的结局"分类转变为"健康的成分"分类。

（一）ICF 的构成

1. 身体功能、结构与残损　身体功能（body function）是指身体各系统的生理、心理功能。身体结构（body structure）是身体的解剖部位，如器官、肢体及其组成成分。残损（impairment）是指身体解剖结构或身体功能上的缺失或偏差。其中，身体功能和身体结构为平行关系。

2. 活动与活动受限　活动（activities）是由个体执行一项任务或行动，是一种综合应用身体功能的能力。个体在进行活动时可能遇到的困难称之为活动受限，通过使用辅助设备可以解除活动受限，但不能消除残损。

3. 参与和参与局限　参与（participation）是投入到一种生活情景中。参与局限是个体投入到生活情景中可能经历的问题。常见的参与局限包括定向识别、身体自主、行动、就业、社会活动、经济自主等受限。

另外，情景性因素对残疾有巨大影响，它是个体生活和生存的全部背景，包括环境因素和个人因素。环境因素是指人们生活的自然社会和态度环境，如政治经济、社会文化等；个人因素指个体生活和生存的特殊背景，如性别、种族、生活方式等。

（二）ICF 各构成成分之间的关系

ICF 将功能与残疾分类作为一种作用和变化的过程，提供多角度的功能残疾与健康评价。个体的功能状态是健康状况与情景性因素相互作用和彼此复杂联系的表现，干预了一个项目就可能产生一个或多个项目的改变，这种作用通常是双向的（图 2-1）。

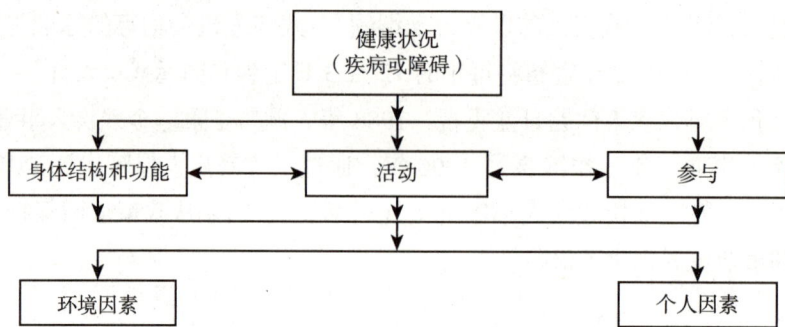

图 2-1　ICF 各成分之间的关系

二、中国残疾分类标准

2010 年，我国发布了残疾人分类标准，具体分为视力残疾、听力残疾、言语残疾、智力残疾、肢体残疾、精神残疾、多重残疾七类。

（一）视力残疾

视力残疾是指各种原因所致双眼视力障碍或视野缩小，包括盲和低视力两类（表 2-1）。

表 2-1　视力残疾分级标准

类别	级别	优眼最佳矫正视力
盲	一级	视力＜ 0.02，或视野半径小于 5°
	二级	0.02 ≤视力＜ 0.05，或视野半径小于 10°
低视力	一级	0.05 ≤视力＜ 0.1
	二级	0.1 ≤视力＜ 0.3

注：①盲或低视力均指双眼而言，若双眼视力不同，则以视力较好的一眼为准。②如仅有一眼为盲或低视力，而另一眼的视力达到或优于 0.3 则不属于视力残疾范畴。③最佳矫正视力，是指以适当镜片矫正所能达到的最好视力，或以针孔镜所测得的视力。

（二）听力残疾

听力残疾是指由各种原因导致的双耳不同程度的永久性听力障碍，听不到或听不清周围环境声及言语声（表 2-2）。

表 2-2　听力残疾分级标准

级别	听力损失程度	言语识别率（%）
一级	≥ 91dB	＜ 15
二级	81 ～ 90dB	15 ～ 30

续表

级别	听力损失程度	言语识别率（%）
三级	61～80dB	31～60
四级	41～60dB	61～70

注：①听力损失程度是指声波频率为500Hz、1000Hz、2000Hz时所能听到的最小声强的平均值。②若双耳听力损失程度不同，则以听力损失轻的一耳为准。③若一耳听力丧失，而另一耳的听力损失不超过40dB，则不属于听力残疾范围。④本标准适用于3岁以上儿童或成人听力丧失，经治疗1年以上不愈者。

（三）言语残疾

言语残疾是指各种原因导致的不同程度的言语障碍，经治疗1年以上不愈或病程超过2年而不能或难以进行正常的言语交流活动，以致影响其日常生活和社会参与（注：3岁以下不定言语残疾），包括失语、构音障碍、语言发育迟滞、口吃等（表2-3）。

表2-3 言语残疾分级标准

级别	语音清晰度（%）	言语表达能力等级测试
一级	≤10	未达到一级测试水平
二级	11～25	未达到二级测试水平
三级	26～45	未达到三级测试水平
四级	46～65	未达到四级测试水平

注：①语音清晰度是指人耳分辨语音的程度，语音清晰度＝听众正确听清的语音单位数/测量用的全部语音单位数×100%。②本标准适用于3岁以上儿童或成人，病因明确，经治疗1年以上不愈者。

（四）智力残疾

智力残疾是指人的智力活动能力明显低于一般人水平，并显示出适应行为的障碍。智力残疾按其智力商数（Intelligence Quotient，IQ）及社会适应行为来划分等级（表2-4），诊断的主要依据是社会适应行为。

表2-4 智力残疾的分级标准

分级	发育商（DQ）0～6岁	智商（IQ）≥7岁	适应行为（AB）	WHO-DAS分值
一级	≤25	<20	极度缺陷	≥116
二级	26～39	20～34	重度缺陷	106～115
三级	40～54	35～49	中度缺陷	96～105
四级	55～75	50～69	轻度缺陷	52～95

注：①发育商数是对婴幼儿的动作能、应付能、言语能和应人能进行的测试，DQ＝发育年龄/实际年龄×100。②智力商数（IQ）是通过智力量表测得的智龄除以实际年龄乘以100，即IQ＝智龄/实际年龄×100。③WHO-DAS为世界卫生组织残疾评定量表。

（五）肢体残疾

肢体残疾是指人体运动系统的结构、功能损伤造成四肢残缺或四肢、躯干麻痹（瘫痪）、畸形等而致人体运动功能不同程度的丧失及活动受限或参与局限。肢体残疾分级标准见表2-5。

表2-5　肢体残疾分级标准

等级	评价标准
一级	1. 四肢瘫　四肢运动功能重度丧失 2. 截瘫　双下肢运动功能完全丧失 3. 偏瘫　一侧肢体运动功能完全丧失 4. 单全上肢和双小腿缺失 5. 单全下肢和双前臂缺失 6. 双上臂和单大腿（或单小腿）缺失 7. 双全上肢或双全下肢缺失 8. 四肢在不同部位缺失 9. 双上肢功能极重度障碍或三肢功能重度障碍
二级	1. 偏瘫和截瘫，残肢保留少许功能（不能独立行走） 2. 双上臂和双前臂缺失 3. 双大腿缺失 4. 单全上肢和单大腿缺失 5. 单全下肢和单上臂缺失 6. 三肢在不同部位缺失（除外一级中的情况） 7. 二肢功能重度障碍或三肢功能重度障碍
三级	1. 双小腿缺失 2. 单前臂及其以上缺失 3. 单大腿及其以上缺失 4. 双手拇指或双手拇指以外其他手指全缺失 5. 二肢在不同部位缺失（除外二级中的情况） 6. 一肢功能重度障碍或二肢功能中度障碍
四级	1. 单小腿缺失 2. 双下肢不等长，差距在5cm以上（含5cm） 3. 脊柱强（僵）直 4. 脊柱畸形，驼背畸形大于70°或侧凸大于45° 5. 单手拇指以外其他四指全缺失 6. 单侧拇指全缺失 7. 单足跗跖关节以上缺失 8. 双足趾完全缺失或失去功能 9. 侏儒症（身高不超过130cm的成年人） 10. 一肢功能中度障碍，两肢功能轻度障碍 11. 类似上述的其他肢体功能障碍

注：①一侧保留拇指和食指（或中指）而失去另外三指者；②保留足跟而失去足的前半部者；③双下肢不等长，差距小于5cm者；④小于70°的驼背或小于45°的脊椎侧凸。以上情况不属于肢体残疾范畴。

肢体残疾者分级是以残疾者在无辅助器具帮助下，对其日常生活活动能力进行的评价。日常生活活动分为八项，即端坐、站立、行走、穿衣、洗漱、进餐、如厕、写字。能实现一项算 1 分，实现困难算 0.5 分，不能实现算 0 分，据此划分三个等级（表2-6）。

表2-6　肢体残疾者分级

级别	程度	计分
一级（重度）	完全不能或基本上不能完成日常生活活动	0～4
二级（中度）	能够部分完成日常生活活动	4.5～6
三级（轻度）	基本上能够完成日常生活活动	6.5～7.5

（六）精神残疾

精神残疾是指各类精神障碍持续 1 年以上未愈，患者出现认知、情感或行为障碍，影响其日常生活和社会参与的状态。18 岁及以上的精神障碍患者依据 WHO-WDA 分数和下述（表2-7）的适应行为表现、18 岁以下者依据下述的适应行为表现，将精神残疾划分为四级。

表2-7　精神残疾的分级标准

分级	WHO-DAS 分值	适应行为
精神残疾一级	≥ 116 分	适应行为严重障碍；生活完全不能自理，全部需他人监护
精神残疾二级	106～115 分	适应行为重度障碍；生活大部分不能自理，基本不与人交往，只与照顾者简单交往，大部分生活仍需他人照料
精神残疾三级	96～105 分	适应行为中度障碍；生活上不能完全自理，可以与人进行简单交流，能独立从事简单劳动，部分生活需由他人照料
精神残疾四级	52～95 分	适应行为轻度障碍；生活上基本自理，但自理能力比一般人差

（七）多重残疾

多重残疾是指存在两种或两种以上残疾。多重残疾分级按所属残疾中最重类别的残疾分级标准进行分级。

项目三　疾病及残疾的预防

由于疾病谱的改变，预防的重点已经从生物学预防过渡到社会预防阶段，特别是对慢性病及由于慢性病所导致的残疾预防已经成为卫生工作者的重点工作之一。

一、疾病的预防

（一）疾病的一级预防

疾病的一级预防又称病因预防，针对疾病发生的生物、物理、化学、心理、社会因素提出综合性预防措施，消除致病因素，防止各种致病因素对人体的危害是一级预防的主要任务，即对健康人生活起居查找可能发生的致病因素进行预防，避免疾病发生。

（二）疾病的二级预防

疾病的二级预防又称临床前期预防，即在疾病尚处于临床前期时作好早期发现、早期诊断和早期治疗的预防措施。二级预防措施包括普查（筛选）、定期体检、高危人群重点监护等，即对临床前期指导治疗，避免疾病向严重方向发展。

（三）疾病的三级预防

疾病的三级预防又称临床预防，对患者及时有效地采取治疗措施，防止病情恶化，预防并发症和后遗症，对已丧失劳动能力或残疾者，通过康复医疗，尽量恢复或保留功能，即治病防残，延长生命，提高生活质量。

二、残疾的预防

残疾预防应在国家、地方、社区及家庭等不同层次进行，应着眼于胎儿、儿童、青年、成年、老年等不同时期。

（一）残疾的一级预防

残疾的一级预防是指预防可能导致残疾的各种损伤或疾病，避免发生原发性残疾的过程，旨在减少损伤的发生，残疾发生率可降低70%，最为有效。具体措施包括积极的运动锻炼和生活方式的修正、产前检查、孕期和围产期保健、防止意外事故、降低职业病损害等。

（二）残疾的二级预防

残疾的二级预防指疾病或损伤发生以后，采取积极主动的措施限制或逆转由残损造成的残疾，残疾发生率可降低10%～20%。具体措施包括疾病早期筛查、适当的药物治疗和必要的手术治疗、早期康复治疗和控制危险因素等，尤其注意对心脑血管疾病的控制和治疗。

（三）残疾的三级预防

残疾的三级预防指残疾已经发生，采取各种积极的措施防止不可逆转的残损恶化为残疾或残障，以减少残疾、残障给个人、家庭和社会造成的影响。具体可采用物理治疗、作业治疗、言语治疗、心理治疗、康复工程等常用康复治疗技术，同时还需要教育康复、职业康复和社会康复等多领域的介入。

项目四　残疾的治疗

一、康复治疗计划的制定

（一）康复治疗计划的内容

康复治疗计划是由康复医师向康复治疗人员下达的有关治疗的文件，是一种指令性医疗文件。一个完整的康复治疗计划应包括六个部分，即患者的一般信息、诊断、主要功能障碍、康复目标、康复方案、治疗过程中的注意事项。

（二）康复治疗计划的制定方法

1. 设定康复目标　康复目标分为长期目标和短期目标，内容包括在评定中发现的问题、心理状况、生活背景及个人希望、家庭护理、患者的职业计划等。

2. 制定康复治疗方案　根据对患者的评定书写治疗安排和医嘱，通常为处方或表格形式，应包括患者的一般情况、疾病诊断和残疾状态、病历和康复评定摘要、预期的康复目标、治疗安排等。

二、康复治疗计划的实施

（一）物理治疗的实施

物理治疗中的运动治疗是康复医学中应用最广泛的治疗方法，在恢复、重建功能中起着极为重要的作用，包括主动运动和被动运动，可借助器械。实施运动治疗能最大限度地恢复患者已经丧失或减弱的运动功能，并预防和治疗肌肉萎缩、关节僵硬及局部或全身的并发症，具体可采用有氧训练、肌力训练、牵引和增强耐力的训练等。此外，医务人员还可利用电、热、磁、蜡等物理因子对炎症、疼痛、痉挛和血液循环障碍进行治疗。如蜡疗可用于疼痛、痉挛的治疗，充气压力夹板多用于偏瘫肢体的治疗。

知 识 链 接

蜡　疗

蜡疗又称石蜡疗法，是以加热后的石蜡治疗疾病的方法。治疗作用有三。一为温热作用：石蜡加热后吸收的热量多，保温时间长，冷却时缓慢释放热量，能维持较长时间的温热作用，可以扩张血管、促进血液循环、减轻疼痛、加速炎症浸润吸收和组织修复，并可缓解痉挛；二为机械作用：石蜡冷却时对组织产生机械压迫作用，利于水肿的消散；三为润滑作用：石蜡有油性，敷蜡后皮肤润滑，有利于皮肤护理、瘢痕软化。

（二）作业治疗的实施

作业治疗强调的是患者独立生活和回归社会的特征，针对患者的功能障碍，医务人员可从日常生活活动和操作劳动中，选择一些针对性强、有助于恢复患者功能障碍并提高其技巧的活动。常用方法包括：①功能性作业疗法，如木工、编织、陶土、绘画等工艺劳动；②日常生活作业，如衣食住行、个人卫生、家务等的基本技能；③职业性劳动，如修理机械、缝纫、机电劳动等。亦可以配合矫形器和辅助器具使用，如对脊髓损伤患者可选择轮椅进行训练。

（三）言语治疗的实施

因脑血管意外或颅脑外伤所致的失语症、听觉障碍所造成的言语障碍、构音器官的异常、儿童语言发育迟缓、口吃等可进行言语治疗，给予针对性的练习，以尽可能恢复其听、说、读、写能力，如对失语症患者进行会话训练和朗诵训练等。

（四）心理治疗的实施

患者往往会存在心理、情绪、认知行为等方面的一系列问题，需要进行个别或集体的有针对性的心理治疗，以鼓励其建立和巩固与疾病相抗衡的积极心理，在具体操作中可与咨询教育结合进行。

（五）康复工程的实施

康复工程是重要的康复手段，尤其对于身体器官缺损和功能障碍者，医务人员要指导患者正确接受并配合假肢和矫形器具等功能代偿、重建用品的设计和使用，帮助患者尽快地适应辅具，回归社会。

（六）中国传统康复治疗的实施

在康复治疗过程中，亦常应用中国传统的治疗技术促进康复，具体包括中国传统特色的拳操、气功、按摩、针灸、食疗，以及中药内调、中药外敷和熏洗等，这些传统疗法早已存在千年，现今应用于康复治疗仍有着显著的疗效，如应用推拿手法有助于治疗腰椎间盘突出的患者等。

（七）其他治疗

康复的对象常合并其他疾病，药物治疗是必不可少的，不仅是控制原发疾病的需要，也可以减轻功能障碍。近年来的医学实践证明，药物注射治疗和局部手术也对患者的功能改善起了很好的作用。如肉毒素注射治疗脑血管病后导致的肌肉痉挛。

复习思考

1. 试述残疾、残疾人、残疾学的概念？
2. 我国对残疾如何分类？
3. 简述残疾的三级预防？
4. 简述残疾治疗常用的康复方法？

模块三
人体发育学

【学习目标】
1. 掌握人体发育学的相关概念、婴幼儿各时期的发育规律及评定。
2. 熟悉各发育时期的发育规律及学龄前期、学龄期、成年期生理发育特点。
3. 了解人体发育学的主要内容及常见的发育障碍。

项目一 概 述

一、基本概念

人体发育涉及从生命开始到结束的全过程，是人体结构和功能按照一定规律分化、发育、统合的多样化、复杂化的过程。人体发育学属于发育科学（developmental science）的分支领域，是研究人体发生、发育全过程及其变化规律的科学，是一门新兴的学科，包括对人生各个阶段的生理功能、心理功能、社会功能等方面的研究。生长和发育是儿童不同于成人的重要特点。生长是指儿童身体各器官、系统的长大，可用相应的测量值来表示其量的变化；发育是指细胞、组织、器官的分化与功能成熟，是质的变化。生长是发育的物质基础，生长的量的变化可在一定程度上反映身体器官、系统的成熟状况，两者紧密相关，共同表示机体量和质的动态变化过程。

二、人体发育学研究的内容

人体发育学重点是研究人体发生、发育、成熟直至衰亡过程中从量变到质变的现象、规律、影响因素及相关的发育评定，为正确识别各种异常情况或疾病状态，制定正确的预防、保健、治疗及康复措施奠定理论基础。

（一）人体的正常发育

1. 生理功能发育　生理功能发育研究人体发育的生物学因素，包括遗传因素、各种生理功能的形成和发展过程，如运动功能发育是如何伴随人体的成长不断分化致多样化、复杂化的过程，不同年龄阶段表现出哪些不同运动功能特点，中枢神经系统发育对运动功能的影响等。

2. 心理功能发育　心理功能发育研究人类的行为、注意、记忆、思维、想象、分析、判断、言语、能力、人格特征及情绪和情感等的形成、稳定、衰退过程与特点。除了生物学意义上的发育与成熟以外，行为变化贯穿于生命的全过程。不同年龄、不同个体具有不同的行为特征。

3. 社会功能发育　社会功能发育研究社会知觉、人际吸引、人际沟通、人际相互作用的发育水平。随着人年龄的增长，婴幼儿至青年期这一阶段在社会交往过程中逐渐建立了对自己、对他人和对群体的认识，产生了人际关系。其不仅可以相互知觉和认识，而且形成稳定的情感联系，通过言语、表情、手势、体态及社会距离等方式进行人际沟通，交流各种观点和思想感情。社会功能的健康发育能够使人很好地适应社会，对于积极健康的人生十分重要。

（二）人体的异常发育

异常发育研究先天因素与后天因素、内在因素与环境因素等对人体生长发育的影响及其特征，重点研究运动功能障碍、心理行为障碍、言语和语言障碍、学习障碍、精神发育迟滞、重症身心发育障碍等功能障碍和相关疾病，如脑性瘫痪、先天性进行性肌营养不良、多发性神经炎、多动症、智力低下、孤独症等的形成原因及临床表现，为探讨减少各类发育障碍，制定有效防治措施提供依据。

（三）人体发育评定

问卷、答题和操作等不同方法和手段可测查儿童的体格、心理或行为特征。发育评定主要包括体格、神经心理、运动功能、行为、言语、智力及人格情绪等各种能力及特征的测验。通过评定，可以发现个体存在的功能障碍，为制定康复治疗目标和方案、正确开展康复治疗、判定康复疗效提供科学依据。

项目二　正常发育与异常发育

一、正常发育

生长发育是遗传因素和环境因素相互作用的结果，身体结构的变化、各项功能的获得均按照一定的顺序进行，虽然会存在一定的个体差异，但儿童的生长发育均具有连续性和阶段性、不均衡性的特征，遵循由上到下、由近到远、由粗到细、由低级到高级、由简单到复杂的规律。

（一）生长发育的分期

人的生长发育是一个连续、渐进的过程。在这一过程中人体的量和质发生不断的变化，形成不同的发育阶段。根据各阶段的特点，人生全过程可划分为八个年龄阶段，即胎儿期、新生儿期、婴儿期、幼儿期、学龄前期、学龄期、青春期、成人期。

（二）生长发育的影响因素

影响儿童生长发育的因素可归纳为三方面，即生物学因素、环境因素及生物因素与环境因素的交互作用。

1. 生物学因素

（1）遗传　父母双方的遗传因素决定儿童生长发育的趋向和特征，如父母身材的高矮、皮肤的颜色、毛发的多少及形态等，对子女都有一定程度的影响。

（2）疾病因素　疾病对生长发育的阻扰作用十分明显。急、慢性疾病可影响体重和身高的发育；内分泌疾病常引起骨骼生长和神经系统发育迟缓；先天性疾病，如先天性心脏病可导致生长发育迟缓。

2. 环境因素

（1）营养因素　营养对生长发育至关重要。胎儿期营养不良可造成胎儿体格生长落后，重者影响脑发育；婴幼儿期营养不良可影响体重、身高及智能发育。

（2）母亲因素　孕母的生活环境、营养、情绪影响胎儿的宫内发育；妊娠期的精神创伤、营养不良可引发流产、早产，影响胎儿体格发育和脑发育。

（3）社会因素　父母对于儿童语言和非语言信号的及时回应给予儿童安全感，有助于儿童注意力、语言、社交和健康心理的发育；良好的居住环境、生活习惯、科学护理、环境气候、体育锻炼、完善的医疗保健服务等，都是促进儿童生长发育达到最佳状态的重要因素。

3. 生物学因素与环境因素的交互作用　有效预防遗传代谢性疾病和各类先天性疾病、发育障碍的主要环节是采取有效措施预防各类遗传因素，主要途径是早发现异常、早干预。科学合理的孕期保健、胎教、儿童生长发育不同时期的科学举措、生长发育环境的改造等对儿童的身心健康十分重要。

（三）体格生长发育

体格生长应选择易于测量、有较大人群代表性的指标来表示。一般常用的形态指标有体重、身高（长）、坐高（顶臀长）、头围、胸围、上臂围、皮下脂肪、身体比例与匀称性等。

1. 体重的增长　体重为各器官、系统、体液的总重量，是衡量体格发育和营养状况最重要的指标。其主要成分为骨骼、肌肉、内脏、体脂和体液。因体脂与体液变化较大，体重在体格生长指标中最易波动。随着年龄的增加，体重增长的速度逐渐减慢。儿童体重的增长为非等速增长，进行评价时应以个体儿童自身体重增长的变化为依据。

2. 身材的增长　身高（长）的增长规律与体重相似。年龄越小增长越快，出现婴儿期和青春期两个生长高峰。出生时身长平均为50cm，男婴略长；出生后第1年身长增长最快，约为25cm，前3个月身长增长为11～12cm，约等于后9个月的增长值，1岁时身长约75cm；第2年身长增长速度减慢，为10～12cm，即2岁时身长约85cm；2岁以后身高每年增长5～7cm；2岁以后每年身高增长低于5cm，为生长速度下降。身高（长）的生长受遗传、内分泌、宫内生长水平的影响较明显，短期的疾病与营养波动不易影响身高（长）的生长。坐高是头顶到坐骨结节的长度，测量3岁以下小儿时取仰卧位，故又称顶臀长。坐高增长提示头颅骨与脊柱的生长。

3. 头围的增长　头围是指自眉弓上缘最突出处经枕后结节绕头一周的长度。头围的增长与脑的发育程度和颅骨的增长有关。胎儿期脑生长居全身各系统的领先地位，故出生时头围相对较大，平均32～34cm；年龄越小，增长速度越快，第1年前3个月头围增长值（6cm）约等于后9个月的增长值；1岁时头围约为46cm；出生后第2年头围增长减慢，约为2cm；2岁时头围约48cm；2～15岁头围仅增加6～7cm。2岁以内测量头围更具价值，连续追踪测量头围比一次测量更重要。

4. 胸围的增长　胸围提示肺与胸廓的生长，在一定程度上反映身体形态及呼吸器官的发育状况。出生时胸围为32cm，略小于头围1～2cm；1岁左右胸围约等于头围，头围与胸围的增长在生长曲线上形成交叉，交叉时间与儿童营养、胸廓的生长发育有关，生长较差者头、胸围交叉时间延后；此后胸围一直大于头围。

5. 上臂围的增长　上臂围代表肌肉、骨骼、皮下脂肪和皮肤的生长。1岁以内上臂围增长迅速，1～5岁增长缓慢，为1～2cm。因此，有人认为，在无条件测体重和身高的情况下，可用左上臂围测量筛查5岁以下儿童营养状况，大于13.5cm为营养良好，12.5～13.5cm为营养中等，小于12.5cm为营养不良。

6. 皮下脂肪　通过测量皮脂厚度反映皮下脂肪。常用的测量部位为腹壁皮下脂肪和背部皮下脂肪，通常采用皮下脂肪测量工具（测皮褶卡钳）测量。

7. 身体比例与匀称性　在生长过程中，身体的比例与匀称性生长遵循一定规律（图3-1）。头与身长比例在宫内与婴幼儿期头领先生长，而躯干、下肢生长则较晚，生长时间也较长。这样，头、躯干、下肢长度的比例在生长进程中发生变化。头长占身长（高）的比例婴幼儿为1/4，到成人后为1/8。身材是否匀称以坐高与身高的比例表示，反映下肢生长情况。出生时为0.67；14岁时下降为0.53。

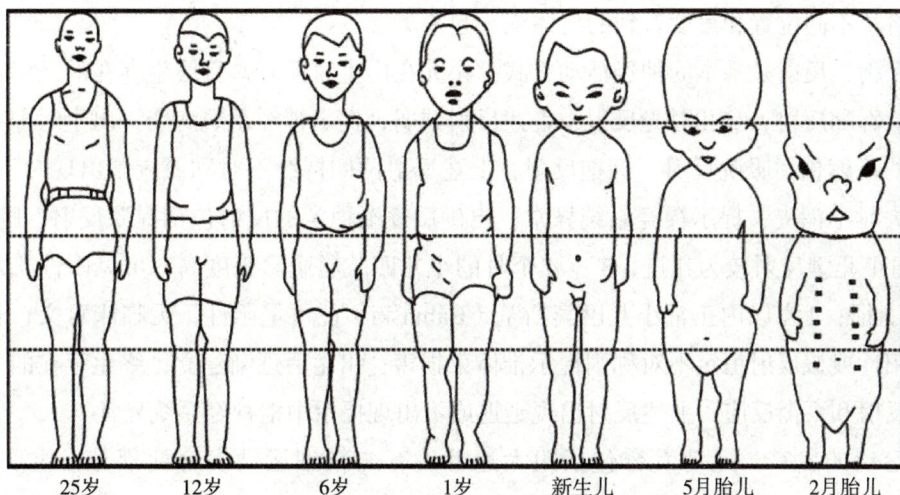

图 3-1 胎儿及成人身体各部位比例变化图

（四）神经精神发育

在儿童生长发育过程中，神经精神发育与体格的生长发育具有同等重要意义。神经精神发育的基础是神经系统的发育和成熟，而神经精神活动是神经系统对内外刺激反应的表现，包括感知、反射、动作、语言及对周围人的感情反应等。神经精神活动的发展取决于神经系统，特别是大脑的成熟程度。胎儿期，神经系统的发育先于其他系统，重量占优势。新生儿脑重为成人脑重的 20% ～ 25%；6 个月脑重为成人脑重的 50%；2 岁时脑重为成人脑重的 3/4；4 岁时脑重为出生时的 4 倍，与成人接近。影响神经、精神发育的因素包括：①遗传、染色体异常及多种代谢缺陷病都能发生一定程度的智能迟缓，如 21- 三体综合征、苯丙酮尿症等。②出生前后严重营养不良、锌铁等元素缺乏也可影响智力发育。③个体差异等。

1. 感知的发育

（1）视感知发育　初生儿的视觉器官已相当完善，且发育迅速，生后几天就能辨别光亮和黑暗。

（2）听感知发育　听觉反应于 1 个半月开始，2 个月能寻找出声的方向，3 ～ 4 个月能辨别母亲的声音。

（3）嗅觉发育　3 个月小儿对强烈气味有反应。

（4）味觉发育　新生儿味觉反应较敏感，出生数日就能辨别甜与苦，并对不同味的食物能做出不同的反应。

（5）皮肤感觉发育　包括触觉、痛觉及温度觉。痛觉出生后存在并逐渐敏感，温度觉出生时就很敏感。

（6）知觉发育　知觉发育的顺序为：对形状的知觉→对物体的整体知觉→会避开危

险→能将从不同位置和角度看到的物体统一起来。

2. 反射　反射是基本的神经活动方式。小儿在出生时即有，且终生存在的反射包括角膜反射、吞咽反射、瞳孔对光反射，上述反射减弱，提示神经系统病变；出生时即有，暂时存在的反射包括吸吮反射、拥抱反射，上述反射两侧持续不对称或应该出现时不出现、应该消失时不消失，提示神经系统异常；出生后逐渐稳定的反射包括提睾反射、腱反射，1岁以内小儿腱反射较为亢进，3～4个月的小儿四肢屈肌紧张度高，可见阳性凯尔尼格（Kernig）征；2岁以内正常小儿巴宾斯基（Babinski）征可呈阳性，无临床意义；若2岁后继续阳性或该反射恒定不对称则提示椎体束损害；出生后逐渐建立，终生存在的反射包括立直反射和平衡反应；上述反射出现延迟或不出现提示中枢神经系统异常。

3. 运动的发育　运动发育包括粗大运动发育与精细运动发育两部分，主要特点：①"头尾"发展，即运动功能自头端向足端发展（唇、眼、颈、腰、上肢到下肢）；②从泛化到集中；③自近到远，即协调运动先出现于最近身躯的肌群而后发展到四肢；④"正性"的动作（抓握、站起、往前走）先于相反的动作（放下、坐下、停步）；⑤粗大动作先发育，精细动作后发育。新生儿的动作缓慢而无目的，肌张力强，是由于大脑发育不成熟所致。随着皮质机能逐渐健全，小儿会逐渐掌握各种新的动作和技巧，训练对运动发育起到一定的促进作用。运动发育是视、听、感知及情感发育的综合反应，小儿运动发育正常发生时间为：2～3个月会抬头；4～5个月伸手抓物；6～7个月能独坐；7～8个月会爬；10个月左右扶站；1岁左右扶走；12～15个月会独走；2岁后会做较精细的动作，协调功能也逐渐完善（图3-2）。

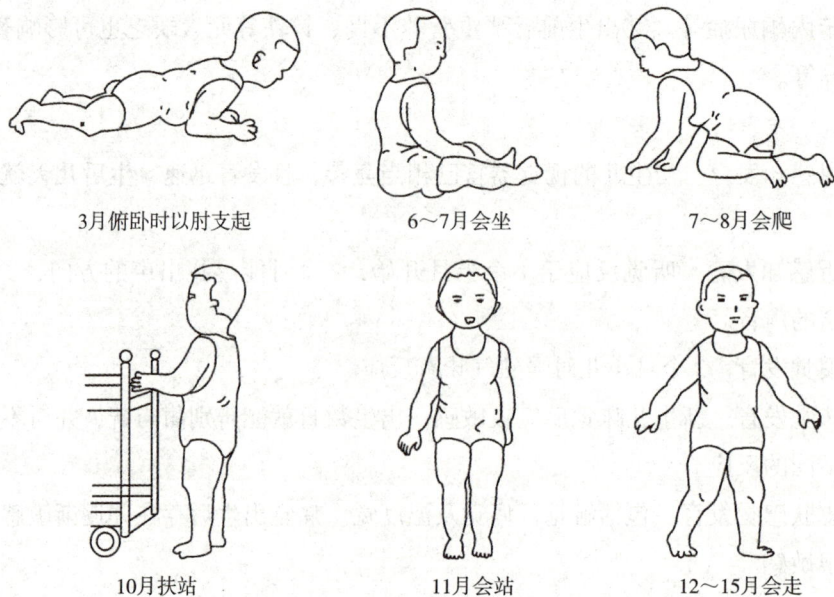

3月俯卧时以肘支起　　　6～7月会坐　　　7～8月会爬

10月扶站　　　11月会站　　　12～15月会走

图3-2　小儿运动发育

28

4. 语言的发育 语言发育包括语言理解、构音能力、语言表达、内部语言等发育。儿童认知能力的发育促进语言理解的发育，进而促进语言表达的发育。新生儿会哭叫，出生后 2 个月 "咿呀" 发音；6 ～ 7 个月发 "爸、妈" 音；8 ～ 10 个月会叫 "爸爸" "妈妈"（初语）。语言发育与中枢神经系统的发育有关，故中枢神经系统疾病或染色体畸形都可影响语言发育。在语言发育过程中，正常的听觉器官也很重要，若学话以前丧失听力就会影响语言发育而为哑，即聋哑病。

二、异常发育

当儿童生长发育违背正常规律时，就会发生形态及功能发育的障碍。影响儿童生长发育的因素，根据其发生的时间可分为四类：①出生前病因，出生时即形成的发育障碍，如各类先天畸形、先天性多发性关节挛缩症、脊柱裂等；②出生前病因，出生后难以早期发现的发育障碍，如脑性瘫痪、先天性进行性肌营养不良、染色体异常、代谢异常、先天性感染及早产、低出生体重所致的障碍等；③与围生期因素相关的发育障碍，如脑性瘫痪、臂丛神经损伤等；④后天因素所导致的发育障碍，如各类外伤、肿瘤、感染、污染等导致的发育障碍。发育障碍儿中严重者即为重症身心障碍儿，无论发育障碍的种类和程度如何，对儿童来说都有发育的可能性和潜在发育能力，因此只有应用康复手段才能抑制异常发育，充分挖掘潜在的发育能力。

（一）运动功能障碍

运动功能障碍可由先天因素及后天因素导致与运动功能有关的神经系统、运动系统损伤所致。

1. 先天性运动功能障碍 先天性运动功能障碍是指出生前因素所导致的运动功能障碍。如染色体异常、先天性中枢神经系统畸形、肢体缺如、脊柱裂、髋关节脱位、进行性肌营养不良和遗传性脊髓性肌萎缩症等。

2. 后天性运动功能障碍 后天性运动功能障碍是指出生后因素所导致的运动功能障碍。如多发性周围神经炎、急性脊髓灰质炎、颅脑损伤、脊髓损伤、骨关节损伤等。

3. 脑性瘫痪 脑性瘫痪（cerebral pal-sy）简称脑瘫，是临床最为多见的小儿运动障碍和肢体残疾。脑性瘫痪是自受孕开始至婴儿期非进行性脑损伤和发育缺陷所导致的综合征，主要表现为运动障碍及姿势异常。由于病因、脑损伤部位和程度不同，临床表现多种多样，但都存在不同程度的运动发育落后、姿势异常，肌力、肌张力及反射发育异常。

（二）行为障碍或异常

多种疾病均可导致行为异常，而神经精神疾病最为常见。儿童行为障碍或异常多数表现在生物行为、运动行为、性格行为和社会行为等方面。多数儿童的行为异常可随着发育成熟而自行消失。

1. 生物功能行为问题 生物功能行为问题包括遗尿、遗便、多梦、睡眠不安、食欲不佳及挑剔饮食等。

2. 运动行为问题 运动行为问题包括儿童擦腿综合征、咬指甲、磨牙、吸吮手指、咬或吸衣物、挖鼻孔及活动过多等。

3. 性格行为问题 性格行为问题包括惊恐、害羞、忧郁、社交退缩、交往不良、违拗、易激动、烦闹、胆怯、过分依赖、要求注意、过分敏感、嫉妒及发脾气等。

4. 社会行为问题 社会行为问题包括破坏、偷窃、说谎及攻击性行为等。

5. 语言障碍 行为性语言障碍主要表现为口吃。

6. 注意缺陷多动障碍 注意缺陷多动障碍（attention deficit hyperactivity disorder, ADHD）又称多动症，以注意力不集中、活动过度、情绪冲动、任性和学习困难为特征，在儿童行为问题中颇为常见。男孩的行为问题多于女孩，多表现运动与社会行为问题，女孩多表现性格行为问题。多数儿童的行为问题可在发育过程中自行消失。

（三）言语和语言障碍

语言障碍是指语言理解、表达及交流过程中的障碍。言语和语言障碍是学龄前儿童中常见的一种发育障碍，可对阅读和书写产生深远影响，因此应早发现、早干预和早治疗。

（四）学习障碍

学习障碍（learning disabilities, LD）属于特殊障碍，是指在获得和运用听、说、读、写、计算、推理等特殊技能上有明显困难，并表现出相应的多种障碍综合征。临床上常把由于各种原因引起的学业失败统称学习障碍。确切病因尚未明确，可能与发育时期生物学因素和环境因素有关，如精神发育迟缓、多动、情绪和行为问题、特殊发育障碍、中枢神经系统的某些功能障碍等。临床表现最显著的特征是以学习能力障碍为主，与同龄儿童预期水平相比明显不相称，小学 2 ～ 3 年级为发病高峰，男孩多于女孩。LD 儿童虽然可以有正常或接近正常平均水平的智能，而且接受社会提供学习的机会与其他儿童相同，但可能出现以下现象，如学习能力的偏异；理解抽象概念困难，理解与语言表达缺乏平衡；知觉转换障碍，如听到"鸟"时不能想到鸟；视觉－空间知觉障碍，如分不清 6 与 9；记忆学习材料困难或有不同程度的语言发育缺陷；协调运动障碍；注意力不集中；情绪不稳定、自我控制能力差等。大部分 LD 儿童，从外表上看与正常儿童相同，但在入学后开始阅读、写字、做算术作业时才发现学习技能方面的缺陷。

（五）精神发育迟滞

精神发育迟滞（mental retardation, MR）是一组起病于 18 岁以前精神发育不全或受阻的综合征，临床表现为智力明显低下和社会适应能力缺陷。精神发育迟滞在国际疾病分类（ICD）中属于精神疾病范畴，可由多种原因引起，主要为生物医学因素和社会心理文化因素。脑在发育过程中受到各种不良因素的影响导致脑发育迟缓或障碍而影响智力，另外教养不当、感觉剥夺、文化剥夺、家庭结构不完整、父母有心理障碍等因素导致后天信息输入不足或不当，没有学习机会，也会影响智力水平。精神发育迟滞的儿童，其言语、注意、记忆、抽象、洞察等能力均明显落后于同龄儿童。

（六）孤独症

孤独症也称自闭症，又称孤独性障碍（autistic disorder）等，是广泛性发育障碍（pervasive developmental disorder，PDD）的代表性疾病。发病的主要因素包括：①遗传因素；②孕期及围生期因素，如产伤、宫内窒息等；③免疫系统异常；④与多种神经内分泌和神经递质功能失调有关；⑤与家庭成员关系等。该疾病一般起病于 36 个月以内，主要表现为三大类核心症状，即社会交往障碍、交流障碍、兴趣狭窄和刻板重复的行为方式。未经特殊教育和治疗的多数儿童预后不佳，所以要尽早干预和康复训练。

知 识 链 接

思维自动症

思维自动症大多见于爱思索、富幻想的年轻人，患者一般性格内向，女性多于男性。思维自动症起源于自我意识成熟障碍或生活中受到的某些挫折，通常表现为胡思乱想，思维完全无法自我控制，思想杂乱无章、荒诞离奇，导致精神恍惚、疲乏不堪，甚至衍变成精神分裂症。思维自动症要以预防为主，及时摆脱不切实际的消极幻想，树立正确的人生理想和目标，正确评价自己，通过自我暗示、自我命令或转移注意力来克服思维自动症的发生。

项目三　婴幼儿运动功能发育

一、粗大运动发育

粗大运动（Gross Motor）发育是人类最基本的姿势和移动能力的发育，包括抬头、翻身、坐、爬、站、走、跳等运动发育。神经系统对姿势和运动的调节是复杂的反射活动，因此，反射发育是婴幼儿粗大运动发育的基础。粗大运动发育主要指反射发育及姿势运动发育两方面。

（一）发育规律

1. 反射发育　与婴幼儿粗大运动发育密切相关的反射发育包括原始反射、立直反射和平衡反应。由于种族差别、个体差别、抚养方式的差别等因素，各类反射出现和消失的时间在一定范围内可以存在较大差别。

（1）原始反射　原始反射是胎儿早期出现的运动形式，出生后一段时间内仍持续存在，是新生儿与生俱来的非条件反射，亦是婴儿特有的一过性反射，反射中枢位于脊髓、延髓和脑桥。

1）觅食反射　用手指轻擦小儿一侧口角的皮肤，小儿出现头转向刺激侧并张口的动作。此反射出生后即出现，1个月左右消失。早产儿及脑损伤、小儿脑瘫患者该反射减弱或消失；而持续存在提示脑损伤。

2）手握持反射　用手指或其他物品轻压小儿手心时，小儿各手指立即呈屈曲抓握状，抓握力量足以承受婴儿的体重。如借助此力牵拉婴幼儿双手，足月儿上身可离开床面，在空中可停留数秒钟。该反射存在于0～4个月，正常在生后3个月时被自主抓握取代。肌张力低下不易引出。脑瘫患儿可持续存在；偏瘫患儿双侧不对称，也可一侧持续存在。

3）拥抱反射　敲打床边附近发出声音或用手轻弹小儿足底，0～3个月小儿出现双上肢对称性向两侧外展伸直、双下肢伸直、躯干伸直、然后双上肢向胸前屈曲内收，呈拥抱状姿势（图3-3）；4～6个月小儿出现双上肢突然伸直外展，迅速落于床上，有时伴有啼哭。肌张力低下及严重精神发育迟缓患儿难以引出。早产、低钙、脑瘫患儿此反射可亢进或延迟消失，偏瘫患儿左右不对称。

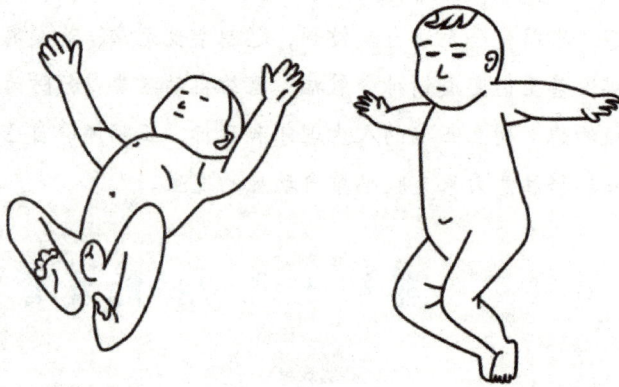

图3-3　拥抱反射

4）呼吸反射　持续性吸气与呼气。20周的胎儿会有不规则的呼吸节律，为30～100次/分钟，且会有呼吸暂停期；出生时，健康的婴儿会有稳定的呼吸节律，尤其是睡眠时；在出生第一个月会与哭泣协调；第三个月转变到与非哭声的发声协调。

5）踏步反射　又称步行反射，可见于0～3个月小儿。扶持小儿腋下，使躯干直立稍向前倾，使其一侧足踩于桌面，并将重心移至此下肢，可见其负重侧下肢屈曲后伸直、抬起，做出类似迈步的动作。臀位分娩的新生儿、肌张力低下或屈肌张力较高者该反射减弱；痉挛型脑瘫患儿此反射可亢进并延迟消失。

6）交叉伸展反射　小儿仰卧，在其膝关节处用手按住使腿伸直，再刺激同侧足底，可见另一侧下肢先屈曲，然后伸直并内收，内收动作强烈时可将此腿放在被刺激侧的腿上。该反射胎儿期就已经非常活跃，亦可见于 0～2 个月小儿（图 3-4）。

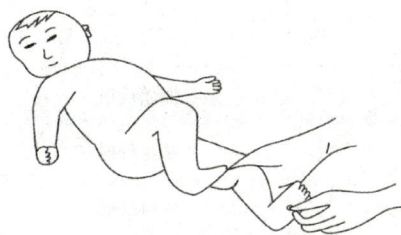

图 3-4　交叉伸展反射

7）放置反射　又称跨步反射，扶持小儿呈立位，将一侧足背抵于桌面边缘，可见小儿将该侧下肢抬到桌面上，反射可见于 0～2 个月小儿，偏瘫患儿双侧不对称。

8）躯干内弯反射　平抓婴儿使之俯卧在检查者的手上，用手在婴儿背部中线外 1cm 处的脊柱旁线滑动刺激，由肩部延伸至臀部，婴儿躯干会弯向刺激一侧，肩部与骨盆向同一方向移动，该反射可见于 0～6 个月小儿（图 3-5），偏瘫患儿双侧不对称。

9）非对称性紧张性颈反射　小儿仰卧时，将其头部转向一侧，颜面侧上下肢肌因伸肌张力升高而伸展，头后侧上下肢因屈肌张力增高而屈曲，该反射可见于 0～4 个月小儿，6 个月后残存，是重症脑瘫患者的常见表现之一（图 3-6）。

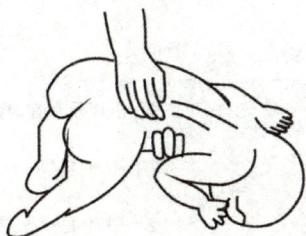

图 3-5　躯干内弯反射

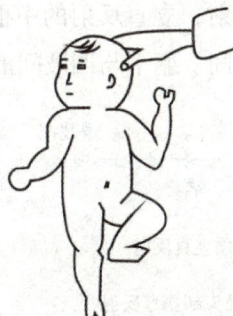

图 3-6　非对称性紧张性颈反射

10）对称性紧张性颈反射　小儿呈悬俯卧位时，使其头部前屈，则出现上肢屈曲、下肢伸展；使其头部背屈，则出现上肢伸展、下肢屈曲，该反射可见于 0～4 个月小儿，意义同非对称性紧张性颈反射（图 3-7）。原始反射缺如、减弱、亢进或残存，都是异常表现。脑瘫患儿原始反射多延迟消失、亢进或残存（表 3-1）。

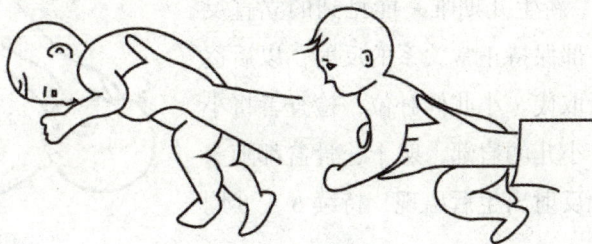

图 3-7　对称性紧张性颈反射

表3-1　部分原始反射出现及存在的时间

原始反射	出现及存在时间
踏步反射	0～3个月
张口反射	0～2个月
侧弯反射	0～6个月
上肢移位反射	0～6周
非对称性紧张性颈反射	0～4个月
对称性紧张性颈反射	0～4个月
紧张性迷路反射	0～4个月
交叉伸展反射	0～2个月
阳性支持反射	0～2个月

（2）立直反射　立直反射又称矫正反射，是身体在空间发生位置变化时，主动将身体恢复立直状态的反射，立直反射的中枢在中脑和间脑。其主要功能是维持头在空间的正常姿势，头颈和躯干间、躯干与四肢间的协调关系是平衡反应功能发展的基础（表3-2）。

表3-2　立直反射出现及存在的时间

名称	出现及存在时间
颈立直反射	新生儿→持续6～8个月
躯干头部立直反射	2～3个月→5岁左右
躯干立直反射	3～4个月→5岁左右
迷路性立直反射	6～7个月以前→终生
视性立直反射	5～6个月以前→终生
降落伞反射	6～7个月→终生

1）颈立直反射　新生儿期唯一能见到的立直反射，是小儿躯干对头部保持正常关系的反射，以后逐渐被躯干立直反射所取代。小儿仰卧位，检查者将小儿头部向一侧转动。小儿的肩部、躯干、骨盆都随头转动的方向转动。此反射出生后出现，持续6～8周（图3-8）。

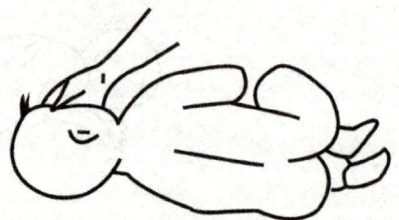

图3-8　颈立直反射

2）躯干头部立直反射 小儿呈仰卧位，检查者握住小儿两下肢向一侧回旋成侧卧位。此时小儿头部也随着躯干转动，并有头部上抬的动作。此反射出生后2～3个月出现，持续至5岁左右（图3-9）。

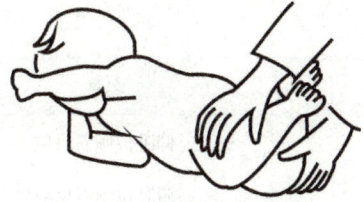

图3-9 躯干头部立直反射

3）躯干立直反射 小儿呈仰卧位，检查者握住小儿两下肢向一侧回旋成侧卧位，小儿主动回到仰卧。此反射出生后3～4个月出现，持续至5岁左右。

4）迷路性立直反射 用布蒙住小儿双眼，检查者双手扶住小儿腰部，使小儿身体向前、后、左、右各方向倾斜。无论身体如何倾斜，小儿头部仍能保持直立位置。此反射3～4个月出现，5～6个月明显，持续终生（图3-10）。

5）视性立直反射 双手抱起清醒、睁眼的小儿，放于检查者的膝上，然后将小儿身体向前、后、左、右倾斜。无论身体如何倾斜，小儿头部仍能保持立直位置。该反射在人类相当发达，是维持姿势的重要反射。出生后4个月左右出现，5～6个月明显，持续终生。该反射缺如多为视力障碍；延迟出现提示脑损伤。

6）降落伞反射 又称保护性伸展反射，检查者双手托住小儿胸腹部，呈俯悬卧位状态，将小儿头部向前下方俯冲一下，小儿迅速伸出双手，稍外展，手指张开，似防止下跌的保护性支撑动作。此反射出现于出生后6～7个月，持续终生（图3-11）。检查时注意观察双上肢是否对称，如一侧上肢没有出现支撑动作，提示臂丛神经损伤或偏瘫；如此反射出现延迟或缺如，提示脑瘫或脑外伤。

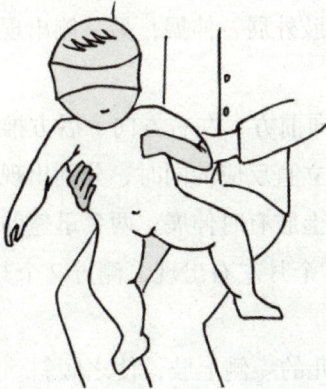

图3-10 迷路性立直反射

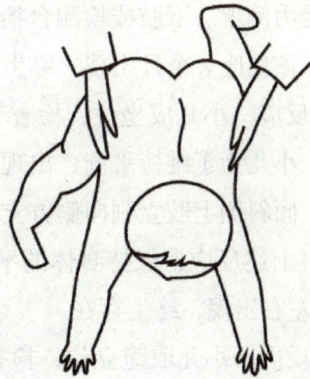

图3-11 降落伞反射

（3）平衡反应 平衡反应是神经系统发育的高级阶段出现的反射，是人站立和行走的重要条件，多在直立反射出现不久后开始逐步出现和完善，终生存在（表3-3）。

表3-3　平衡反应出现及存在时间

名称	出现及存在时间
仰卧位倾斜反应	6个月→终生
俯卧位倾斜反应	6个月→终生
膝手位倾斜反应	8个月→终生
坐位倾斜反应前方	6个月→终生
坐位倾斜反应侧方	7个月→终生
坐位倾斜反应后方	10个月→终生
跪位倾斜反应	15个月→终生
立位倾斜反应前方	12个月→终生
立位倾斜反应侧方	18个月→终生
立位倾斜反应后方	24个月→终生

1）仰卧位倾斜反应　小儿于倾斜板上取仰卧位，上下肢伸展，倾斜板向一侧倾斜。头部挺直的同时，倾斜板抬高一侧的上、下肢外展、伸展，以及倾斜板下降一侧的上、下肢可见保护性支撑样伸展动作。此反应于生后6个月呈阳性表现，终生存在。6个月后仍呈阴性者，提示神经发育落后。

2）膝手位/四爬位反应　小儿成膝手位/四爬位，检查者推动小儿躯干，破坏其稳定性，或小儿成膝手位/四爬位于检测台上，检查者将检测台一侧抬高而倾斜。头部和胸廓出现调整，受力侧上、下肢或检测台抬高侧上、下肢外展、伸展；另一侧出现保护性伸展和支撑动作。该反应8个月出现，终生存在。

3）坐位反应　小儿成坐位，检查者用手分别向前方、左右方向、后方推动小儿，使其身体倾斜。小儿为了维持平衡，出现头部和胸部立直反应的同时，分别出现双上肢迅速向前方伸出；倾斜侧上肢立刻向侧方支撑、另一侧上肢有时伸展；两手迅速伸向后方做支撑动作。通过上述反应，保持身体的平衡。前方6个月左右出现，侧方7个月左右出现，后方10个月左右出现，终生存在。

4）跪位反应　小儿取跪立位，检查者牵拉小儿的一侧上肢，使之倾斜。头部和胸部出现调整，被牵拉的一侧出现保护反应；对侧上、下肢外展、伸展。该反应出生后约15个月左右出现，维持一生。15个月以后仍为阴性者，提示神经反射发育迟滞。

5）立位反应　小儿于站立位，检查者用手分别向前方、左右方向、后方推动小儿，使其身体倾斜。小儿为了维持平衡，头部和胸部立直反应及上肢伸展的同时，分别出现腰部向前方、左右方向、后方弯曲及脚向前方、左右方向、后方迈出一步。前方12个月左右出现；侧方 18 个月左右出现；后方 24 个月左右出现，终生存在。

2. 姿势运动发育 机体正常姿势得以维持主要依靠骨骼结构和各部分肌肉的紧张度，同时需具备平衡能力及运动的控制、协调能力。姿势发育遵循运动发育特点，其发育规律为：①沿着抬头、翻身、坐、爬、站、走的方向发育；②近躯干的姿势运动先发育，远躯干的姿势运动后发育；③由泛化到集中，由不协调到协调；④先会抓握再放手；⑤先会从坐位拉着栏杆站起，再会从立位到坐下；⑥先会向前走，再会倒退走。婴儿出生后最初的 1 年内的姿势运动发育以卧位、坐位、屈膝位到站立位等为主。遵循上述发育规律，不同年龄段婴幼儿的姿势运动发育呈现如下特点（表3-4）。

表3-4 婴幼儿粗大运动发育特点

年龄	头与躯干控制	翻身	坐	爬、站、行走
新生儿	臀高头低，瞬间抬头		全前倾	阳性支撑反射
2个月	短暂抬头，臀头同高		半前倾	不支持
3个月	肘支撑抬头45°	仰卧至侧卧		短暂支持
4个月	抬头45°～90°，头高臀低，玩两手	仰卧至俯卧	扶腰坐	足尖支持
5个月	双手或前臂支撑，抬头90°，手、口、眼协调			跳跃
6个月	随意运动增多，抬头＞90°	俯卧至仰卧	独坐手支撑	
7个月	双手或单手支撑，向后呈坐位		直腰坐	肘爬、扶站
8个月	胸部离床		扭身做	腹爬
9个月	手或肘支撑，腹部离床		坐位变化自由	向后退、抓站
10个月				四爬、独站
11个月				高爬、牵手走
12个月				跪立位前移、独走
15个月				独走、蹲着玩
18个月				拉玩具车走、爬台阶
2岁				跑步、跳
3岁				足尖或足跟走，双足交替下楼

（1）仰卧位姿势发育 婴幼儿仰卧位姿势发育的特点：①由屈曲向伸展发育（表3-5）；②由反射活动向随意运动发育；③手、口、眼协调发育（图3-12）。

表3-5　婴幼儿仰卧位运动发育特点

分期	年龄	特点
第1屈曲期	0～6周	四肢、躯干呈半屈位
第1伸展期	7～15/16周	躯干上部、四肢伸展
第2屈曲期	4～7个月	躯干稳定、用手支撑
第2伸展期	(8/9)～(12/14)个月	可呈立位

新生儿期：以对称性屈曲姿势为主，颜面向一侧或正中位，四肢屈曲或半曲，左右对称或稍有不对称，即第一屈曲期。

2～3个月：常呈非对称性伸展模式，头向一侧或左右回旋，可从仰卧位翻身至侧卧位，即第一伸展期。

4～5个月：头呈正中位，四肢对称性屈曲，手指随意运动明显，小儿可抓自己的脚送入口中，出现手、口、眼的协调动作，可从仰卧位翻身至俯卧，即第二屈曲期。

8～9个月：以伸展姿势为主，头部自由活动，四肢自由伸展，躯干有回旋动作，可左右灵活翻身，即第二伸展期。

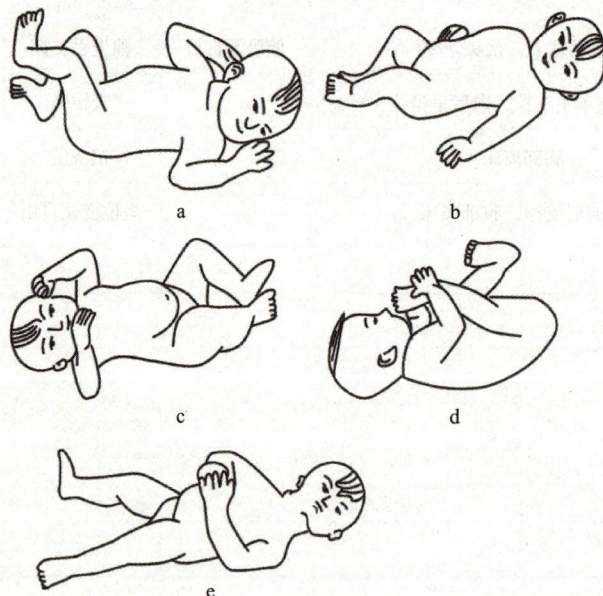

图3-12　仰卧位姿势运动发育

a.头向一侧；b.头正中位；c.四肢对称屈曲；d.手、口、眼的协调动作；e.四肢自由伸展

（2）俯卧位姿势运动发育　俯卧位姿势运动是小儿抗重力伸展的过程（图3-13）。主要特点：①由屈曲向伸展发育；②抗重力伸展发育；③由低爬向高爬发育。

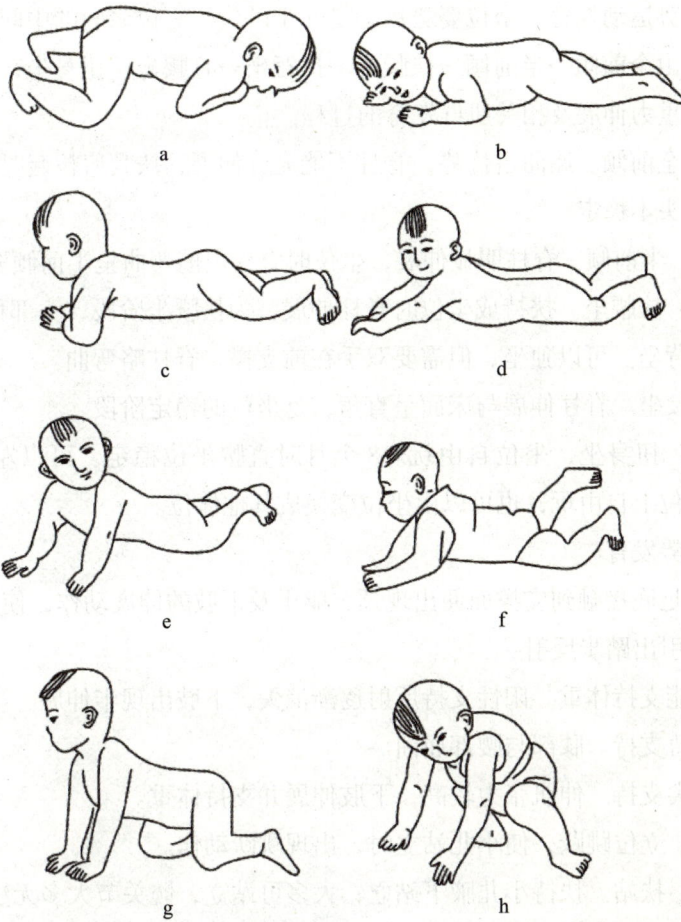

图 3-13 俯卧位姿势运动发育

a.TLR 姿势，瞬间抬头；b.臀头同高；c.抬头 45°；d.抬头 45°～ 90°，胸离床；
e.抬头 90°；f.腹爬；g.四爬；h.高爬

新生儿期：全身屈曲，呈臀高头低的姿势，头转向一侧，可瞬间抬头。

2 个月：下肢半伸展，呈臀头同高状态。头常呈正中位，下颏可短暂离开桌面。

3 个月：下肢伸展，下颏与肩可抬离桌面，肘部支撑抬头 45°，呈头高臀低姿势。

4 个月：肘部支撑，胸部离开桌面，抬头达 45°～ 90°，下肢伸展，头高于臀，身体支点在腰部。

6 个月：双上肢完全伸展支撑可将胸部抬离床面，以腹部和双手为支撑点。俯卧位可一手支持体重，另一手前伸取物。

8 个月：可从俯卧位转换成坐位。可以腹部为支点进行向后的爬行样动作。可以双手双膝支撑体重，腹部抬离床面。

10 个月：可以双手双膝进行四爬运动，腹部抬离床面，四肢能协调地交替运动。

11 个月：以双手掌双足底着地进行高爬运动。

（3）坐位姿势运动发育　坐位姿势运动是介于卧位与立位之间的中间体位，主要特点是：①发育顺序由全前倾→半前倾→扶腰坐→拱背坐→直腰坐→扭身坐；②与平衡反应密切相关；③是抗重力伸展及相关肌群发育的过程。

新生儿期：全前倾。屈曲占优势，脊柱不能充分伸展，扶其肩拉起时，头向后仰，呈坐位时全前倾，头不稳定。

2～3个月：半前倾。脊柱明显伸展，坐位时脊柱向前弯曲呈半前倾姿势，头可竖直。

4～5个月：扶腰坐。扶持成坐位时脊柱伸展，为扶腰坐阶段，头部稳定。

6个月：拱背坐。可以独坐，但需要双手在前支撑，脊柱略弯曲。

7个月：直腰坐。脊柱伸展与床面呈直角，是坐位的稳定阶段。

8～9个月：扭身坐、坐位自由玩。8个月时直腰坐位稳定，可以左右回旋身体。9个月时可以在坐位上自由玩，也可以由坐位变换成其他体位。

（4）立位姿势发育

新生儿期：足底接触到支撑面便出现颈、躯干及下肢的伸展动作，使身体直立呈阳性支持反射，也可引出踏步反射。

2个月：不能支持体重。阳性支持反射逐渐消失，下肢出现半伸展、半屈曲的状态。

3个月：短暂支持。膝部与腰部屈曲。

4个月：足尖支持。伸肌张力较高，下肢伸展并支持体重。

5～6个月：立位跳跃，使小儿站立时，出现跳跃动作。

7～8个月：扶站。扶持小儿腋下站立，大多可站立，髋关节大多无法充分伸展。

9个月：抓站。小儿可抓物站立或抓住检查者的手自行站起，脊柱充分伸展。

10个月：独站。立位平衡功能逐渐完善，小儿可独自站立，开始时间较短，逐渐延长。

11个月：牵手走。扶持小儿腕关节，可独自迈步走。

12个月：独走。可以在无支撑情况下行走数步。有个体差异。

（5）步行姿势运动发育

12个月：能独走，但两下肢分开，步宽相对较宽，每一步的距离、大小、方向也不一致；肩部外展，肘屈曲，双上肢常向上水平上举。

15个月：能爬楼梯，跪得很稳，可以自己站起来；绕物体时还不灵活，行走时不能突然止步。

18个月：可以自己上楼梯，但每个台阶需要先后两只脚去踏，下楼梯时需要扶着扶手，能模仿向后退，能拾起地上的东西而自己不跌倒。

24个月：步态较稳，但仍需眼的协调，能用一只脚去踢球，而不失去平衡。可向侧方后方步行，步行时可跨越障碍物。

30～36个月：能单脚站立数秒钟，会用脚尖走，上楼梯可以一步一个台阶，下楼梯时两步一个台阶，下到最后一个台阶时可以并足跳下来，能骑三轮车。

（二）影响因素及异常发育

1.影响因素

（1）家族遗传　某些小儿暂时性运动发育障碍或迟缓系由家族遗传所致，原因尚不明确。随着年龄的增长，最终达到正常水平。

（2）成长环境　不正确的教养方式、缺乏运动和锻炼可导致运动发育迟滞。

（3）精神发育迟滞　精神发育迟滞的小儿因学习、建立和巩固运动功能及技巧延迟，导致运动发育较正常儿童延迟。弱智儿童不存在异常姿势，能够学会粗大运动的基本功能。

（4）神经肌肉疾病　常表现为行走发育落后，某些疾病最终丧失运动能力。

（5）脑损伤和脑发育异常　是影响运动发育最多见的原因，脑损伤和发育异常的主要特征为：①中枢神经系统的先天畸形；②脑室周围白质软化；③神经生化改变；④产伤或外伤所致脑损伤；⑤胆红素脑病；⑥缺氧缺血性脑病。

（6）其他　如脑积水、脊柱裂、骨关节疾病、四肢先天畸形等，均可导致运动发育迟缓或障碍。

2.异常发育

影响异常发育的因素不同导致运动障碍的机制不同，而异常发育的特点亦不同。如原因不明的特发性脊柱侧弯、先天性髋关节脱位、先天性肩关节脱位、先天性膝关节过伸和脱位、先天性马蹄内翻足均因骨与关节发育障碍而影响运动功能和运动发育，临床表现为具有独特的姿势运动模式。其中，脑发育障碍或脑损伤所导致的异常发育包括：

（1）运动发育的未成熟性　未成熟的脑组织损伤或发育障碍致运动功能发育迟缓或停止。

（2）运动发育的异常性　高级中枢神经系统对于低级中枢神经系统的调节和抑制作用减弱，感觉运动发育延迟，释放原始的运动模式。

（3）运动发育的不均衡性　运动发育与精神发育不均衡、粗大运动与精细运动发育分离、不同体位运动发育不均衡、各种功能发育未能沿着正确的轨道平衡发展、对于外界刺激的异常反应均可导致运动紊乱。

（4）姿势运动的非对称性。

（5）运动障碍的多样性　痉挛性瘫痪、不自主运动、平衡障碍等。

（6）异常发育的顺应性　由于得不到正常运动、姿势、肌张力的感受，不断体会和感受异常的姿势运动模式，导致异常发育被强化、固定下来，异常姿势和运动症状逐渐加重。

　　婴幼儿处于脑发育的关键时期，脑结构和脑功能都有很强的适应和重组能力，可塑性强，是学习运动模式等最具有潜力的时期，具备早期治疗的最佳条件。

（三）发育评定

1. 评定内容与方法

　　（1）改变和保持身体姿势功能　包括评定体位转换和摆出各种姿势的能力，以及在特定环境下保持同一身体姿势的能力。

　　（2）移动运动功能　在不改变身体姿势的前提下从一处表面移动到另一处的能力。

　　（3）上肢的粗大运动功能　拿起一件物品或将某物从一地拿到另一地，如拿起一只杯子或一件玩具，或将一个箱子从一个房间抱到另一个房间。

　　（4）用下肢移动物体的功能　指评定完成协调性动作的功能，即用脚或腿移动物体，如踢球或蹬自行车踏板的能力。①推移物体的能力：评定用腿和脚发力使物体移开，如用脚推移椅子等能力；②踢的能力：评定用腿和脚把物体踢开的能力，如踢球。

　　（5）通过步行运动进行移动的功能　评定靠脚在地面上一步步走动的活动能力，包括不同距离和绕障碍物的走动能力。

　　（6）通过其他方式进行移动的运动功能　评定爬行、跑、跳跃等活动能力。

　　（7）在不同场合进行移动的功能　评定在住所内外及其他建筑物内外到处移动的活动能力。

2. 常用的评定量表

　　（1）粗大运动功能评定量表（gross motor function measure，GMFM）（表3-6）

表3-6　粗大运动功能评定量表（GMFM 88 项）

姓名：　　　性别：　　　年龄：　　　出生日期：　　　年　月　日　　　入院时间：

项　　目	得　　分		
	日期	日期	日期
仰卧位与俯卧位（17项）	0 1 2 3	0 1 2 3	0 1 2 3
1. 仰卧位：头正中位，最大限度左右对称转动头部			
2. 仰卧位：双手于正中位，双手合拢			
3. 仰卧位：抬头 45°			
4. 仰卧位：右侧髋、膝关节在生理活动范围内屈曲			
5. 仰卧位：左侧髋、膝关节在生理活动范围内屈曲			
6. 仰卧位：伸出右上肢、手，越中线抓玩具			
7. 仰卧位：伸出左上肢、手，越中线抓玩具			

续表

项　目	得　分		
	日期	日期	日期
8. 仰卧位：向右侧翻身到俯卧位			
9. 仰卧位：向左侧翻身到俯卧位			
10. 俯卧位：竖直抬头			
11. 肘支撑俯卧位：竖直抬头，肘部伸展，胸部离开床面			
12. 肘支撑俯卧位：右前臂水平支撑躯体，左上肢充分向前伸直			
13. 肘支撑俯卧位：左前臂水平支撑躯体，右上肢充分向前伸直			
14. 俯卧位：向右侧翻身到仰卧位			
15. 俯卧位：向左侧翻身到仰卧位			
16. 俯卧位：使用四肢向右侧旋转 90°			
17. 俯卧位：使用四肢向左侧旋转 90°			
	得分	得分	得分
坐位（20 项）	0 1 2 3	0 1 2 3	0 1 2 3
18. 仰卧位：检查者握婴儿双手，自行牵拉成坐位，头部能控制			
19. 仰卧位：向右侧翻身到坐位			
20. 仰卧位：向左侧翻身到坐位			
21. 坐于垫子上：检查者支撑胸部，头部保持正中位 3 秒钟			
22. 坐于垫子上：检查者支撑胸部，头部保持正中位 10 秒钟			
23. 用上肢支撑坐于垫子上，保持 5 秒钟			
24. 坐于垫子上：没有上肢支撑，保持 3 秒钟			
25. 坐于垫子上：身体前倾触摸玩具后，不用上肢支撑恢复坐位			
26. 坐于垫子上：触摸右后方 45° 玩具后恢复坐位			
27. 坐于垫子上：触摸左后方 45° 玩具后恢复坐位			
28. 右侧坐：没有上肢支撑，保持 5 秒钟			
29. 左侧坐：没有上肢支撑，保持 5 秒钟			
30. 坐于垫子上：有控制地从坐位趴成俯卧位			
31. 足向前坐于垫子上：向右侧转成四点支撑位			
32. 足向前坐于垫子上：向左侧转成四点支撑位			
33. 坐于垫子上：不使用上肢帮助，躯体旋转 90°			
34. 坐于椅凳上：不使用上肢和足支撑，保持 10 秒钟			

续表

项　目	得　分		
	日期	日期	日期
35. 站立位：从站位坐到凳子上			
36. 坐在地板上：从地板上坐到凳子上			
37. 坐在地板上：从地板上坐到椅子上			
	得分	得分	得分
爬和跪（14项）	0 1 2 3	0 1 2 3	0 1 2 3
38. 俯卧位：向前方腹爬1.8米			
39. 四点支撑位：用手与膝支撑身体，保持10秒钟			
40. 四点支撑位：从四点位到坐位，不用手支撑			
41. 俯卧位：转成四点支撑位，用手、膝负重			
42. 四点支撑位：右上肢前伸，手高于肩			
43. 四点支撑位：左上肢前伸，手高于肩			
44. 四点支撑位：向前爬行或拖行1.8米			
45. 四点支撑位：向前交替性四点爬1.8米			
46. 四点支撑位：用手和膝/脚四点爬上4级台阶			
47. 四点支撑位：用手和膝/脚后退爬下4级台阶			
48. 坐垫子上：使用上肢支撑转成高跪位，不用上肢支撑，保持10秒钟			
49. 高跪位：使用上肢支撑转成右膝半跪，不用上肢支撑，保持10秒钟			
50. 高跪位：使用上肢支撑转成左膝半跪，不用上肢支撑，保持10秒钟			
51. 高跪位：双膝行走10步，不用上肢支撑			
	得分	得分	得分
站立（13项）	0 1 2 3	0 1 2 3	0 1 2 3
52. 坐在地板上：扶椅子站立			
53. 站立：不用上肢支撑，保持3秒钟			
54. 站立：单手抓住椅子，右脚抬起，保持3秒钟			
55. 站立：单手抓住椅子，左脚抬起，保持3秒钟			
56. 站立：不用上肢辅助，保持20秒钟			
57. 站立：不用上肢辅助，左脚抬起10秒钟			
58. 站立：不用上肢辅助，右脚抬起10秒钟			
59. 凳子坐位：转成站立位，不用手协助			

项　目	得　分		
	日期	日期	日期
60. 高跪位：通过右膝半跪到站立，不用上肢协助			
61. 高跪位：通过左膝半跪到站立，不用上肢协助			
62. 站立位：有控制地下降到地板坐位，不用上肢协助			
63. 站立位：转成蹲位，不用上肢协助			
64. 站立位：从地板上拾物后恢复站立位，不用上肢协助			
	得分	得分	得分
走、跑、跳（24项）	0 1 2 3	0 1 2 3	0 1 2 3
65. 站立：双手扶栏杆，向右侧横走 5 步			
66. 站立：双手扶栏杆，向左侧横走 5 步			
67. 站立：牵双手向前走 10 步			
68. 站立：牵单手向前走 10 步			
69. 站立：不用扶持，向前走 10 步			
70. 站立：向前走 10 步，停止，转身 180°，返回			
71. 站立：后退 10 步			
72. 站立：双手提大物品，向前走 10 步			
73. 站立：在 20cm 宽的平行线之间，连续向前走 10 步			
74. 站立：在 2cm 宽的直线上，连续向前走 10 步			
75. 站立：右脚跨过膝盖高度的木棒			
76. 站立：左脚跨过膝盖高度的木棒			
77. 站立：向前跑 4.6 米，停止，返回			
78. 站立：右脚踢球			
79. 站立：左脚踢球			
80. 站立：两脚同时跳高 30cm			
81. 站立：两脚同时跳远 30cm			
82. 右足单立：在直径 60cm 的圆圈内，右脚单跳 10 次			
83. 左足单立：在直径 60cm 的圆圈内，左脚单跳 10 次			
84. 站立：抓一侧栏杆，上 4 级台阶，交替出足			
85. 站立：抓一侧栏杆，下 4 级台阶，交替出足			
86. 站立：不用扶栏杆，上 4 级台阶，交替出足			

项　目	得　分		
	日期	日期	日期
87. 站立：不用扶栏杆，下 4 级台阶，交替出足			
88. 站于 15cm 高的台阶：两足同时跳下			
评分标准 0 分：指完全不能完成（做） 1 分：指仅能开始会做（即完成动作 <10%） 2 分：指部分完成（10%< 完成 <100%） 3 分：指能顺利圆满完成（即 100% 完成）	得分： 日期： 评估者： 原始分总 百分比：		

注：（1）GMFM 评估分 5 个能区，包括 88 项。仰卧位与俯卧位能区总分为 51 分；坐位能区总分为 60 分；爬和跪能区总分为 42 分；站立能区总分为 39 分；走、跑、跳能区总分为 72 分。（2）GMFM 评分结果：①原始分：5 个能区的原始分；②总百分比：5 个能区原始分占各自总分百分比之和再除以 5；③月百分比：（本次总百分比－前次总百分比）/ 间隔月数；④月相对百分比：本次月百分比 / 前次总百分比 ×100%。（3）评估方式与使用次数：每项以直接测试方式进行，此评估工具用于对比训练前后大肌能的改变。在训练开始时进行第一次评估，直至进行最后一次训练。期间，可根据情况和需求每年进行一次评估，以便观察。

（2）Peabody 运动发育评定量表（PDMS）　粗大运动部分适用于评定 6 ～ 72 个月的所有儿童（包括各种原因导致的运动发育障碍儿童）的运动发育水平。12 个月以下（不含 12 个月）的婴儿需要测试反射、固定和移动能力；而 12 个月以上的儿童则要测试固定、移动和物体控制能力。信度和效度研究发现在不同测试者、不同时间测试中，其有着良好的相关性。对早产儿 1 岁以内的发育研究表明，PDMS–2 的内容描述效度、效标预测效度、结构效度都具有完整并且令人满意的心理测量学特性报告。

（3）Alberta 测试量表（alberta infant motor scale，AIMS）。

（4）格塞尔量表。

（5）贝利婴儿发展量表。

二、精细运动发育

精细运动能力（fine motor skills）指个体主要凭借手及手指等部位的小肌或小肌群的运动，在感知觉、注意等心理活动的配合下完成特定任务的能力。精细运动能力既是儿童完成取物、绘画、写字、生活自理等许多活动的重要基础，又是评价婴幼儿神经系统发育成熟度的重要指标之一，也是对婴幼儿进行早期教育的基本依据。精细运动能力是在人体获得基本姿势和移动能力发育的基础上发展起来的，视觉功能发育也受到姿势和移动能力发育的影响；同时，反过来又促进了精细运动能力的发育。因此，姿势和移动、上肢功能与视觉功能三者之间是相互作用、相互促进而共同发育的过程，对个体适应生存及实现自身发展具有重要意义。儿童 3 岁前是精细运动能力发育极为迅速的时期。

（一）发育规律

1. 手功能发育 手是最复杂最精细的器官，是认识客观世界、与外界交往的重要工具。然而手的灵活并非与生俱来，是要遵循一定的发育规律且经历相当长的发育过程形成的。精细运动多为小肌或小肌群的运动，在全身大肌发育后迅速发育。上肢运动功能的精细化使得手具备了操作能力，随着操作过程的反复实践，识别物体的能力也逐步提高。

（1）抓握动作发育 抓握动作是个体最初的、最基本的精细动作，写字、绘画、生活自理等动作技巧均基于抓握动作发展而起来。抓握动作发育规律具有以下特点：

1）由无意识抓握向随意抓握发育 随着握持反射的消失，大约 3 个月左右出现无意识抓握，这是判断发育是否正常的一个重要指标，标志着手的动作开始发育。6 个月左右，婴儿注意到手的存在且能随意张开，开始出现随意抓握动作，表现为拇指和其余四指对立的抓握动作，手眼动作逐渐协调，这标志着手动作发育的一个重大飞跃。

2）由手掌的尺侧抓握向桡侧抓握发育 3 个月，尺侧手掌抓握；5 个月全手掌抓握；6～7 个月开始桡侧手掌抓握；8 个月，发育到桡侧手指抓握；9～10 个月发展至拇指、示指对指抓握。

3）由全手掌抓握模式向对指抓握模式发育 出生后 7 个月开始，手的抓握逐步发育为拇指与其余四指对立抓握，使得手逐步成为制造工具和使用工具的工具，满足各种精细动作所需，并逐步形成眼和手的协调运动。

4）由抓握物体向放开物体发育 小儿首先学会抓握，然后逐渐学会放开物体，放开比抓握更为精细，更具有目的性。

抓握动作的发育是一个比较复杂的过程，是由最初的肩、肘部活动逐渐发展为指尖活动的过程。任何阶段的抓握动作都包括视觉搜索物体→接近物体→抓住物体→放开物体四个连续的动作过程。抓握动作发育可分为以下阶段（图 3-14）。

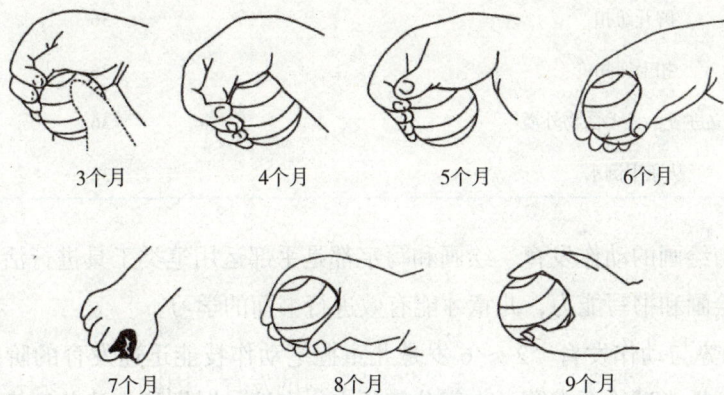

3个月　　　4个月　　　5个月　　　6个月

7个月　　　8个月　　　9个月

图 3-14　不同月龄抓握特征

（2）双手协调发育　双手协调是指同时使用双手操作物体的能力，如将物体从一只手传递到另一只手、同时使用双手进行游戏。双手协调运动发育规律如下：

4～5个月：能够有意识地控制伸手，可能会同时向物体伸出双臂，且用双手抓物并保持在身体中线处。

6个月以后：双手抓物，或是夹在手指与手掌之间，只是灵活控制能力还不强。仰卧位时，可单手或双手触摸自己的脚，会看着并与自己的脚趾玩耍，并将其送入口中，这提示着手口眼足协调运动模式的出现，是婴儿期重要的发育标志。当婴儿拿着一个圆球，再递给他另一个圆球时，他会接过来而不丢下手上的圆球，并且每只手都拿着一只圆球。

7个月：不是简单的抓握，而是学会摆弄抓到的物体，且能够同时摆弄两个物体。例如把小盒子放在大盒子里，用工具敲击铃铛，可以将玩具从一只手转到另一只手，而不需要用口、身体或桌子等来帮助转移物体。这是双手协调发育的重要里程碑。

8～10个月：学习操作运动，如拍、挤、滑、擦、敲、打等。

12～15个月：可用一只手固定容器，另一只手从中取或向其中放物体，会打开瓶盖。

（3）生活自理动作发育　自理活动是日常基本生活活动的主要内容，包括更衣、进食、如厕、洗漱、修饰等。这对于婴幼儿而言，需达到一定的发育水平后才能完成。不同的生活自理运动发育对个体能力的要求不同，其发育过程和顺序亦存在差异（表3-7）。

表3-7　生活自理动作发育时间表

动作名称	出现时间（月）
稳拿杯子	21
穿衣（上衣、外套）	24
稳拿勺子不倾斜	24
在帮助下配合穿衣	32
穿鞋	36
解开纽扣	36
扣上纽扣	36
独立进餐，且无食物外溢	36
从瓶中倒水	36

（4）书写与绘画的动作发育　绘画和写字都是手部运用笔类工具进行活动的技能，只有具备一定的绘画和书写能力，儿童才能有效进行书面的学习。

1）握笔姿势与动作发育　2～6岁是儿童握笔动作技能迅速发育的阶段。在这一阶段中，儿童不断地尝试绘画书写，大部分家长也会在这一时期注意让儿童模仿学习绘画和书写中所必需的握笔动作。儿童握笔动作的发育由手掌向上的抓握、通过手臂和肘部的运动来调整笔的位置，慢慢转变为手掌向下抓握，用手指来调整握笔姿势和笔的位置，使手臂和肘部的运动频率迅速下降。儿童握笔的部位逐渐向笔尖位置靠拢。

2）绘画技能的发展

15～20个月：无规则、无目的的乱涂乱画，手的动作由紧张慢慢变得自然，可以分为乱涂、组合、集合、图画四个阶段。

4岁11个月左右：能完成水平线、垂直线、圆圈、正十字、右角平分线、正方形、左角平分线、交叉线和三角形等9种图形的绘画。

3）书写技能的发展

4岁：开始具备书写字母和数字的能力。他们通常可以书写可辨认的数字和字母，但这些字母和数字笔画歪斜、东倒西歪、间距不一，每个字母和数字都比正常书写的字体大几倍。

5～6岁：儿童会书写自己的名字。

6岁：较5岁儿童书写的字形变小，但仍明显大于正常成人书写的字母。

7岁：书写的字母和数字的字形明显变小。

8岁：表现出较高的书写水平，但仍有一部分儿童表现出字母书写困难。

（5）手的知觉功能发育　手的精细动作遵循近侧发展规律。近躯干的肩部肌肉先发育，进而发展到上臂、前臂、手腕和手指远端的细小肌肉。

4个月：见到妈妈，会高兴地挥动全上肢，取物不会用指而是一把抓。

8个月：能用拇、食指抓物，但握住不会松手。

12个月：会用拇指和其余的指尖来拿捏细小物体，握放自如。

24个月：手的动作更精确，会用勺子吃饭，需在手腕的协调、配合下进行。

2. 视觉功能发育　视觉是个体获取外部环境感知信息的重要方式。出生后的6个月是视觉功能发育的关键期，眼球运动的自由控制能力在出生后6个月左右完成。视觉功能首先发育，约1岁左右接近成人，进而引导了精细运动能力的发育，并使其更加精细准确、更为协调迅速。因此，1岁前是婴幼儿视觉发育的黄金时期。婴幼儿的视觉功能发育尚未完善，需在外界环境不断刺激下逐渐发育成熟。其中，出生后6个月内视功能发育最快；7个月到4岁相对变慢；9岁发育基本完善。

（1）视觉发育的七个阶段　第一阶段，刚出生时只对光产生反应。第二阶段，从2个月开始逐渐能够感觉黑与白的反差。第三阶段，从4个月开始逐渐分辨平面物体的轮廓。第四阶段，从4个多月开始逐渐有色彩和立体感觉。第五阶段，从6个月开始认识并记忆生活中常见的符号。第六阶段，从9个月开始逐渐认识并记忆文字。第七阶段，宝宝从2岁开始进入阅读并理解阅读的内容。

（2）视觉发育的四个时期 ①黑白视觉期：0～6个月，只能看到18～70cm的模糊光晕、物体，视觉完全是平面的，当婴儿4个月大以后，逐渐开始辨别事物之间的不同。②彩色视觉期：6个月到1岁，经过丰富多样、颜色鲜艳的图案刺激，加速了脑部视觉区的发育，视觉系统察觉边缘、对比敏感能力增强，从而启发更高层次认知能力。③立体视觉期：1～3岁，视觉观察与认知能力发展迅速，不但能够辨认简单的颜色和形状，而且开始对立体产生感知。④空间视觉期：3～7岁，随着视觉经验的丰富，几乎所有视知觉能力都已经成熟，除了能分辨线条、色彩、立体外，进一步能以自己为中心，去感受周围环境的事物，逐渐发展出空间概念。

3. 手眼协调能力发育 手眼协调（eye-handcoordination）是指在视觉配合下手的精细动作的协调性。手眼协调能力的发育随神经心理发育的成熟而逐渐发展起来，标志着发育的成熟度。手眼协调能力贯穿于精细运动之中，精细运动能力发育离不开手眼协调能力发育，手眼协调能力发育是精细运动能力发育的关键。手眼协调发展进程如下：

3～4个月：婴儿开始学习看自己的手和辨认眼前目标。

5～7个月：可用手捕捉想要的东西。半岁前不会坐，躺着玩玩具或其他物品时，多数情况下眼睛看不见手上的物品，手的活动范围与视野不交叉。半岁后，已经具备坐的能力，双眼可以监控双手玩弄物品，此时手的活动范围与视野交叉，但手眼协调能力依然比较差。

9个月：能用眼睛去寻找从手中掉落的东西，喜欢用手拿着小棒去敲打物品，尤其喜欢敲打能发出声音的各类玩具与物品。

10～12个月：已经能够理解手中抓着的玩具与掉落在地上的玩具之间的因果关系，因此喜欢故意把抓在手中的玩具扔掉，并且用眼睛看着、用手指着扔掉的玩具。

1～1.5岁：开始尝试拿笔在纸上涂画，翻看带画的图书。

1.5～2岁：发展出更高级的手眼协调动作，如能够独自把积木垒高，拿着笔在纸上画长线条，把水从一只杯子倒入另一只杯子等。

3岁以上：手已经非常灵活，手眼协调能力获得大幅度发展。

（二）影响因素及异常发育

1. 影响因素 个别小儿在3个月时便可以随意握物，也有正常足月儿到6月时还不会随意握物。相同智力水平的小儿，手的操作技能不一定相同。精神发育迟滞、失明、严重肌张力低下或增高（如脑性瘫痪）都会导致精细运动发育迟缓或异常。

（1）性别 女婴精细运动优于男婴，说明婴儿运动发育不但与脑的形态及功能发育有关，而且与脊髓和肌的发育密切相关。

（2）父母文化程度 文化程度较高的父母对子女的智力发育、运动发育特别重视，从小给予有序的、符合婴儿发育规律的运动训练，提供适宜的活动场所，对婴儿精细运动能力发育、认知能力发育有很大的促进作用。

（3）抚养人非父母者　非父母抚养往往较注意婴儿的卫生及安全，如担心摔跤、异物吸入等意外伤害，对精细运动发育重视程度不高。

（4）围生期危险因素　母亲孕期吸烟、酗酒、饮浓茶或浓咖啡、缺乏科学性运动、情绪异常等。早产与大脑发育密切相关，由于早产儿、低出生体重儿出生时脑发育不成熟、功能不健全，故易发生精细运动发育迟缓甚至异常。

（5）感觉输入、姿势控制及粗大运动模式　手功能发育与感觉输入、姿势控制（身体稳定）及粗大运动模式密切相关且以其为基础。姿势控制不良、异常姿势和运动模式会影响手功能发育。

（6）视觉发育异常　最常见及最主要的是各种先天性异常，如先天性白内障、屈光不正（近视、远视、斜视、散光）、后天性眼病及外伤等。许多眼病（如斜视）可引发弱视及立体视觉异常。

2.异常发育

（1）运动功能的特殊发育障碍　也称发育性协调障碍，出现于儿童发育早期，包括共济失调、动作运用障碍、张力减退等几种类型。主要表现为肌张力不足或过高、运用持久性障碍及动作的计划性不足、控制性失调、稳定性缺失、协调性缺陷等。

（2）脑性瘫痪　表现为精细运动发育落后或障碍、精神发育迟滞、学习障碍等。

（三）发育评定

1.评定内容与方法

（1）手功能发育评定　①不同年龄手功能发育：可通过精细运动年龄评价表对婴幼儿的精细运动能力进行评价（表3-8），得分越少说明精细运动发育水平越低。②精细动作发育：包括抓握动作、抓住动作、耙抓动作、倒手动作、对捏动作、翻书动作、折纸动作的发育。③其他评定方法：包括粗大抓握功能评定、精细抓握功能评定、传递物体功能评定、双手协调性评定。

表3-8　精细运动年龄评价表

姓名		性别		月龄		诊断		
月龄		检查项目					得分	评分
4		轻轻地握拳（单手）					4	
7		握住边长 2.5cm 的骰子					1	
		用拇指握住边长 2.5cm 的骰子					1	
		将握住的边长 2.5cm 的骰子转移至另一只手					1	

续表

姓名		性别		月龄		诊断		
月龄		检查项目					得分	评分
10		能用拇指和其他手指正确地捏起直径 0.6cm 的珠子					3	
12		捏起珠子放入直径为 5cm 的瓶里					1	
		能将 2 个边长 3.7cm 的正方体叠起					1	
18		能将 3 个边长 3.7cm 的正方体叠起					6	
21		能将 5 个边长 3.7cm 的正方体叠起					3	
		能将 6 个边长 3.7cm 的正方体叠起					1	
24		能用手翻书（6 页中翻 4 页）					1	
		穿直径 1.2cm 的珠子					1	
30		能将 8 个边长 3.7cm 的正方体叠起					3	
		握住蜡笔书写					3	
36		能将 9 个边长 3.7cm 的正方体叠起					3	
		将珠子放入瓶中（10 个，30s）					3	
		将珠子放入瓶中（10 个，25s）					3	
48		用笔画圆					3	
		健手按 3 个按钮（10s 内完成 9 次）					1.5	
		患手按 3 个按钮（10s 内完成 8 次）					1.5	
		将 45 根小棒竖起（180s）					3	
60		用笔画四方形					6	
		将珠子放入瓶中（10 个，20s）					6	
66		绕线团（30s）					0.6	
		将 45 只钉竖起（140s）					0.7	
		用镊子将 5 只钉竖起（60s）					0.7	
		3 个电按钮（健手，10s 内完成 10 次）					0.7	
		3 个电按钮（患手，10s 内完成 9 次）					0.7	
		水平 2 个电按钮（10s 内按 6 次）					0.7	
		垂直 2 个电按钮（10s 内按 6 次）					0.7	
		拧螺丝（健手，55s）					0.6	
		拧螺丝（患手，55s）					0.6	

姓名		性别		月龄		诊断		
月龄		检查项目					得分	评分
72		用笔画五角星					0.6	
		绕线团（15s）					0.6	
		用镊子在 35s 内将 5 只钉竖起					0.6	
		130s 将 45 只钉竖起					0.6	
		3 个电按钮（健手，10s 完成 11 次）					0.6	
		3 个电按钮（患手，10s 完成 10 次）					0.6	
		水平 2 个电按钮（10s 按 8 次）					0.6	
		垂直 2 个电按钮（10s 按 7 次）					0.6	
		拧螺丝（健手，50s）					0.6	
		拧螺丝（患手，55s）					0.6	
合计		72 分为满分（72 个月）						

（2）视觉功能发育评定　包括婴儿如何看周围环境、是否与父母有视觉交流、运动功能、注视、追视、辐辏功能、双眼同视功能、视野检查、视力检查。

（3）手眼协调功能发育评定　手眼协调能力发育顺序评定可依据表3-9进行。手眼协调功能评定方法：①可准确地将带孔圆木插到木棍上，头部始终保持在身体正中直立位。②可完成插木块动作，但头转向一侧，用眼余光视物。③可完成插木块动作，但头转向一侧，用手去触摸木棍的位置，然后插上。④无法完成该动作。

表3-9　手眼协调能力发育顺序

年龄	手眼协调能力
3～4 个月	开始看自己的手和辨认眼前目标
5～7 个月	将玩具交给小儿，可以看到并准确拿起；6 个月后，手的活动范围与视线交叉，但手眼协调能力仍然比较差
9 个月	用眼睛去寻找从手中掉落的物品；喜欢用小棒敲打物品
10～12 个月	喜欢扔玩具，并且用眼看用手指丢在地上的玩具；有需要别人帮助将玩具拣起来的意识
12～18 个月	有无尝试拿笔在纸上涂画；翻看带画的图书的行为
18～24 个月	能独自把积木搭高；能拿着笔在纸上画长线条；给小儿两个纸杯，能把水从一只杯子倒入另一只杯子等
3 岁以上	手眼协调能力大幅发展；能够较为准确地取出褶皱糖纸里的小物体

2. 常用的评定量表

（1）格塞尔发育诊断量表　适用于4周～3周岁的婴幼儿。测试内容包括适应性行为、大运动、精细动作、语言和个人，用发育商表示婴幼儿的生长发育程度。其主要是以正常行为模式为标准来鉴定观察到的行为模式，以年龄来表示，然后与实际年龄相比，算出发育商数DQ，此量表用来判断小儿神经系统的完善和功能的成熟。DQ在85以下，表明可能有某些器质性损伤，DQ在75以下，表明有发育的落后。每次测验约需60分钟。

（2）贝利婴儿发育量表　适用于2～30个月的婴幼儿。包括三个分量表：①智能量表（mental scale）：其内容包括知觉、记忆、学习、问题解决、发育、初步的语言交流、初步的抽象思维活动等。②运动量表（motor scale）：主要测量坐、站、走、爬楼等粗动作能力，以及双手和手指的操作技能。③婴儿行为记录表（infant behavior record）：该量表为等级评定量表，用来评定儿童个性发育的各个方面，如情绪、社会行为、注意广度及目标定向等。贝利对所测得的结果也以量来表示。用于评定智能发育水平的是智能发育指数；用于评定运动发育水平的是心理运动发育指数。这两者可以不完全一致。

（3）丹佛发育筛查测验　主要用于智力筛查，而非诊断。适用于0～6岁儿童，包括105项。它测验的四大领域全部采用了格塞尔所判定的四个行为方面，国内修订的DDST项目共104项，分布于4个能区，即个人与社会、精细动作与适应性、语言、大运动。

（4）Peabody运动发育量表（Peabody developmental motor scale，PDMS）　是目前在国内外康复界和儿童早期干预领域中广泛应用的一个全面的运动功能评估量表，适用于评估6～72个月的所有儿童（包括各种原因导致运动发育障碍的儿童）的运动发育水平。由6个分测试组成（反射、姿势、移动、实物操作、抓握、视觉–运动整合）；其中又包括了两个相对独立的部分，可分别对儿童的粗大运动功能（GM）和精细运动功能（FM）进行评估。

（5）精细运动功能评定量表（fine motor function measure scale，FMFM）　主要用于评定0～3岁脑性瘫痪儿童的精细运动能力，包括视觉追踪、上肢关节活动能力、抓握能力、操作能力、手眼协调能力等分测验，以反映儿童精细运动功能发育水平、指导制定作业治疗计划、评价康复疗效。

（6）视觉运动整合分测验　包含72项，用于评定小儿应用视知觉技能执行复杂的手眼协调任务的能力。

项目四　婴幼儿言语语言发育

人的日常交往中，言语（Speech）和语言（Language）两个词往往混用，且不影响意思的理解，但从言语病理学的角度，这两个词又有所区别。语言是思维的外壳，是人类社会约定俗成的符号系统，人们通过应用这些符号达到交流的目的。言语是表达语言思维的一种方式，是音声语言（口语）形成的机械过程，是神经和肌肉组织参与发声器官机械运动的过程。其表现即口语表达。

一、言语语言发育规律

（一）言语语言功能发育的生理基础

1. 发音器官的成熟　发音器官的成熟是儿童语言产生、发展的重要生理前提。人的发音器官包括呼吸器官、喉、声带，以及口腔、鼻腔和咽腔三个共鸣器。

（1）呼吸器官　呼吸器官包括从口腔、鼻腔及通过咽喉和气管到达肺脏的一组管道，主要参与发音的器官是肺和气管。

（2）喉和声带　喉是由四块软骨组成的一个圆筒形的小室。小室的中央是声带。声音的高低取决于声带的厚薄、长短及其收缩的程度。

（3）口腔、鼻腔和咽腔　鼻腔是固定的形式，而口腔有形式上的变化，口腔中的舌、悬雍垂、软腭等部位可以自由活动，使共鸣器的容积和形状发生各种变化，产生各种不同的语音音色。婴儿的口腔、鼻腔和咽腔比较狭窄、短小，因此发音也会受到影响和限制。

2. 听觉器官的发育　人的听觉器官主要包括外耳、中耳和内耳。婴幼儿外耳道比较狭窄，鼓膜较厚。5 岁时外耳道壁还未完全骨化。内耳的耳蜗是听觉感受器，出生前已发育成熟。

3. 大脑神经中枢的成熟

（1）言语中枢　言语器官的活动由大脑皮质有关的神经中枢支配。运用性言语中枢（即说话中枢和书写中枢）和感觉性言语中枢（即听话中枢和阅读中枢）分布于不同的脑回（多数人分布于大脑左半球）。运动性言语中枢位于额下回的 Broca 区，书写中枢位于额中回后部，听觉性言语中枢位于颞上回后部的 Wernicke 区，视觉性言语中枢（阅读中枢）位于顶叶 – 枕叶 – 颞叶交界处的角回。

（2）言语中枢的定位　大脑言语中枢定位的发育缓慢。在出生后的 2 年内，大脑左半球受损的儿童中 50% 语言发展迟缓。儿童两侧大脑半球单侧性的形成，即将言语中枢单侧化于左半球，通常发生在 2 ～ 12 岁，这是语音定型的年龄，也是语言发育的最佳期。这也说明单侧化过程中大脑的可塑性最大。10 ～ 15 岁的儿童大脑左半球严重受损后，右半球仍然能承担起言语功能，表明脑功能的定位可通过学习或通过脑组织的不断使用来实现。当然也不排除大脑定位是脑功能逐渐成熟的结果。

（3）神经中枢的发育顺序　大脑皮质的发育顺序是从后到前，即中央后回部的各皮层先发育，逐渐向中央前回部推进，额叶最后发育完成。这与儿童言语行为发育顺序基本一致。婴儿的听音、辨音能力和对词意最初的理解能力的发育早于发音能力和表达能力，这与听觉中枢发育较早有关。阅读和书写属于书面言语过程，均以口语发育为基础。书面言语必须经过两次转换，是在口语发育到一定程度后才发育起来的。书写中枢在大脑半球的前部，在与手眼协调动作的相互作用中得到发育。无论从大脑皮质的发育顺序还是手部精细动作的发育顺序看，在听、说、阅读能力之后发育是有根据的。由此可见，婴幼儿听、说、读、写的先后顺序是由言语中枢的发育成熟顺序决定的，而言语中枢成熟水平的个体差异影响言语能力的发育。

4.言语传递的过程 人脑产生和运用言语的过程是相当复杂的。在言语的产生和感知过程中，从说话人"头脑"到听话人"头脑"依次发生一系列生理学、心理学、物理学事件，连接这一系列事件的链条称为言语听觉链（speech hearing chain）。在言语听觉链中，依次发生语言编码、发出言语、言语传递、接受言语和语言解码几个过程。为了便于理解，我们将言语听觉链分为三个水平（图3-15）。

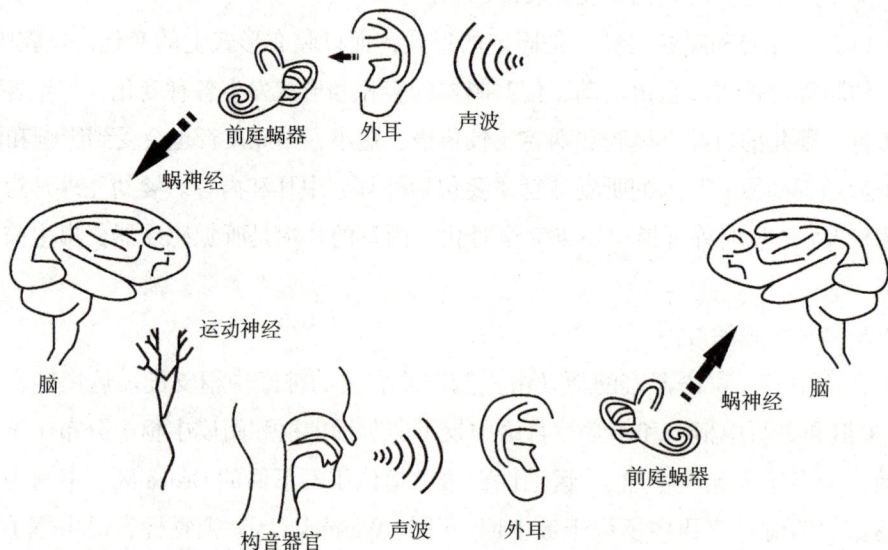

图3-15 言语听觉链

（二）言语的发生与发育

儿童最初的语言活动是从听懂成人说的话开始，在听懂的基础上开始模仿、使用语言。1～1.5岁，儿童理解语言的能力发展很快，在此基础上，开始主动说出一些词；2岁以后，语言表达能力迅速发展，并表现出明显的阶段性特征。

1.单词句的发育（1～1.5岁） 1岁后，幼儿在听懂词的基础上说出第一个词，此时，他的语言开始执行最初的交际功能。这一时期幼儿说出的词具有以下特点：

（1）单音重叠 如衣衣、鞋鞋、帽帽、饭饭等。

（2）一词多义 如见到妈妈叫"妈妈"，见到其他女性也叫"妈妈"。

（3）以词代句　即用一个词来代表一个句子，如孩子说出"妈妈要"这个词，有时告诉妈妈他要吃东西，有时则代表他要某件玩具，或者代表他要别人手中的食物或玩具。

2. 双词句的发育（1.5～2岁）　在词汇量增加的基础上，出现双词或三词组合在一起的句子，如"吃饭饭"这种句子在表意功能上更为明确，但其表现形式是断续的、简略的、结构不完整的，也称为"电报句"或"电报式语言"。其特点如下：

（1）句子简单　这时的句子简单、短小，如简单主谓句"妈妈来"，简单谓宾句"要抱抱""吃饭饭"，简单主谓宾句"宝宝喝水""妈妈做饭"等。

（2）句子不完整　有时只是用一个词组来表示一句话，如"小明的东东"，意为"那是小明的东东"。

（3）词序颠倒　1～2岁的孩子，时常有颠倒词序的情况。如将"对不起"说成"不对起"。随着语言的应用和实践，以及在生活中获得正确的语言示范，其表达性语言会有进一步的发展。

3. 完整句的发育（2～3岁）　2岁以后，则开始学习合乎语法规则的完整句，更为准确地表达思想。这一时期将是孩子语言发育最迅速的时期，主要表现在如下两个方面：

（1）能说出完整的简单句，并出现了复合句，例如："我要穿衣，冷。"这句话虽然没有应用表示复合句的连词，但幼儿已经理解了事物之间的因果关系，并用自己的语言进行表达。

（2）词汇量迅速增加，学习新词的积极性很高。幼儿到3岁时，已能掌握1000个左右的词汇。

4. 复合句的发育（3～5岁）　复合句的出现稍迟于简单句，2.5岁儿童的语言中就已有少量出现。出现后与简单句并行发展，到5岁就已发育得较为完善了。复合句阶段的特点：儿童可以将两个单句根据它们之间的逻辑关系排列成复合句，但是结构松散，缺少关联词语，一般是无标记的复合句，以联合复合句为主，偏正复合句所占比例较小。联合复合句中出现最多的是并列复合句，即把两件并列的事加以陈述，如"爸爸写字，妈妈看书"。其次是连贯复合句，按事情的经过描述所发生的情况，如"把胡萝卜捡起来，给小白兔吃"。此外还有补充复合句，即对前面的话题加以补充说明，如"爷爷给我一本小书，是讲灰太狼的"。在偏正复合句中出现较多的是因果复合句，如"宝宝不去外面，因为黑"。其次是转折复合句和条件复合句，如"爸爸去，我就去"。

一般认为，儿童在3～3.5岁年龄段，已能初步运用各种基本的语法形式。儿童语言中出现的句型主要是一些基本陈述句型。随着年龄的增长，儿童逐渐学会用更加丰富的词汇和更为复杂的语法表述出更长的句子。儿童言语的发展有个体差异，这种差异少则相差十天半月，多则可相差2～3个月之久。

（三）语言发育的特点

儿童语言能力的发育特点具体表现在理解、构音、言语表达等方面。

1. 语言理解的发育 儿童对语言的理解是一个渐进的过程，出生时对声音可产生一定的分辨力，逐渐识别出经常接触的人和物的声音，并将声音与某个事物相联系；6个月时听自己的名字有反应（语言理解萌芽）；8～9个月的婴儿可以理解成人的简单语言，做出表示语言行为的手势动作；1岁以后听到某些物体的名称时，能确定所指的对象，理解事物的名称，用手指出来，并开始说出有意义的词。

2. 构音的发育 构音是非常复杂和熟练的协调动作，需要呼吸器官、声带、舌、咽部等许多肌肉的参与。新生儿已会哭叫，0～1个月的啼哭往往有升频或降频；2个月开始发出一系列的咕咕声；4个月可以发出咿咿呀呀的声音；6个月到1岁，发出音节的种类增多；1岁开始进入系统言语发展阶段；5岁时大致掌握汉语普通话的基本发音；6岁时便可以流利地说话。

3. 语言表达的发育 语言表达的发育与语言理解、构音的发育密不可分。

（1）词汇表达的发育 婴儿最早可在9～10个月时说出第一个有意义的词汇，15个月时可以说出10个以上的词汇，19个月时能说出相当数量的词汇，此后平均每月掌握25个新词汇。

（2）语法的发育 在整个学龄前期，儿童逐步掌握了各种基本语法结构，具体表现在句子的长度和句子的类型两个方面。1岁时能说几个单字；1岁半左右能说出2～3个词组合的语句；2岁左右能说出人、物名和图片，进入多词句阶段；3岁开始可使用较复杂的名词性结构；4岁时能讲述简单的故事情节。3岁以后随着活动范围的扩大及独立性的增强，其可将自己的体会、经验、印象及意愿告诉他人。

4. 内部语言的发育 内部语言是一种无声、简略和压缩的语言，是在对话语言即外部语言或有声语言的基础上产生的。内部语言与抽象逻辑思维有更多的联系，具有自我调节的作用，一般开始于学龄前期。当外部语言发展到一定阶段时，内部语言会自然派生出来。它的原始形式介于有声语言和内部语言之间，即"出声的自言自语"。这实际上是思维的有声表现，是一种语言的自我调节。

5. 儿童语言处理过程的发育特征 8个月到3岁之间，语言的理解比语言表达提前发育数个月。口头语言的表达个体差异较大。儿童语言的理解与其认知能力有密切关系。

二、言语语言的影响因素及异常发育

（一）影响因素

儿童语言发育存在较大的个体差异，这是多重因素综合作用的结果，大致可分为遗传学因素、语言学因素、生理学因素、社会学因素、心理学因素等。

1. 遗传学因素 有研究表明，先天的遗传因素对儿童语言发育起着相当重要的作用，国外对双胎儿的研究也证实了语言发育受遗传因素高度影响。国内学者研究表明，有语言障碍家族史的儿童语言发育商低于无家族史者，提示有语言障碍家族史的家庭应积极关注儿童语言发育，预防语言问题的发生。

2. 语言学因素 语言学因素包括语言因素和语言运用因素两个方面。①语言因素：主要表现在学习不同语言的儿童发育有着不同的特点，相互之间存在差异。②语言运用：主要体现儿童依靠与成人的语言交流获得语言。

3. 生理学因素 主要指整套的发音系统、各种感觉器官和神经系统是否健全。

4. 社会学因素 儿童都是在特定的社会环境中获得语言的，因此，社会生活环境、成人语言观念、对待儿童的态度等都会对儿童的语言发育产生直接或间接的影响。

5. 心理学因素 认知能力、个性差异、情绪因素等都会影响儿童的语言发育。有研究表明，女孩的语言发育要比男孩的语言发育快，是因为女孩比男孩更乐于同成人交流，这种心理差异带来的行为上的差异是主要原因。

（二）异常发育

儿童言语发育的异常表现为语言的习得和发育中的障碍，主要有语言障碍和言语障碍两大类，常见于语言发育迟缓、构音障碍、嗓音障碍和语流障碍等。

1. 语言发育迟缓 语言发育迟缓（delayed language development）是指由各种原因引起的儿童口头表达能力或语言理解能力明显落后于同龄儿童的正常发育水平。主要表现为开始说话的年龄晚，语言发育进程缓慢，语言表达能力明显低于同龄正常儿童。

2. 构音障碍 构音（articulation）是指通过发声器官的运动即口腔、喉、鼻腔等的协调运动发出组成语言单词的言语声音即语音的过程。构音障碍（dysarthria）指由于发音器官神经肌肉的病变或构造的异常使发声、发音、共鸣、韵律异常。表现为发声困难、发音不准、咬字不清，以及声响、音调、速率、节律等异常和鼻音过重等言语听觉特征的改变。

3. 口吃 口吃是一种言语的流畅性障碍，口吃者因为不自主的声音重复、延长或中断无法表达清楚自己所想表达的内容。发生率为 1% ～ 2%，男童多见。一般随着年龄增长会逐渐改善或消失。

三、言语语言功能发育评定

评定的主要目的是发现和确定儿童是否存在语言发育问题，这种语言问题具体属于哪一类型，要以正常儿童言语语言发育标准为对照进行全面评定，同时还要注意个体差异。评定内容包括对口语的理解、口语表达、言语交流、阅读书写及流畅性等。

（一）评定内容与方法

1. 个案史的信息收集 通常询问儿童的病史信息是言语和语言评定的第一步。这部分主要包括了解儿童的出生及发展进程、健康记录、学业成绩、目前表现及家族史和环境等，如了解儿童第一次爬行、行走及单词的发音等情况，以便充分掌握导致儿童语言残疾原因的有关资料，为进行矫治提供可靠的依据。

2. 临床检查 在了解病史的基础上进行有选择的检查，便于确定是否有器质上的病变，如果儿童存在器质性的语言问题，应先转诊接受相应的医学治疗。

3. 自然环境观察 自然环境观察是语言评定的重要组成部分，是指观察者在各种不同的环境中采集儿童交流行为样本，以观察儿童社会化语言运用能力。包括对事物的关注、交往和表达等。

（二）发育评定

1. 儿童沟通发育量表（父母报告） 1993 年，Fenson 等人创建了麦克阿瑟沟通发育量表（Macarthur communicative development inventory，MCDI），为说英语的儿童的早期语言与沟通发育量表。2000 年，国内学者根据 MCDI 的基本格式，对中文沟通发育量表——普通话版（Chinese communicative development inventory–mandarin version，CCDI）进行了标准化研究。与 MCDI 一样，CCDI 分为两个量表，一个用于 8～16 个月的婴幼儿，一个用于 16～30 个月的幼儿。

2. Peabody 图片词汇测验（Peabody picture vocabulary test，PPVT） 适用于 2.5～18 岁的筛查测验，是一套测试词汇理解能力的检验工具。全套测验共有 120～150 张图片，每张图片有 4 个图，有 120～150 个词分别与每张图片内的一个图所示的词义相对应，测验图片从易到难排列。

3. Illinois 心理语言测试 Illinois 心理语言测试（Illinois test of psycholinguistic abilities，ITPA）适用于 3～10 岁儿童，用来测量儿童理解、加工和产生言语和非言语性语言的能力。ITPA 由 10 个必测的分测验和 2 个备用的分测验组成。10 个分测验包括：语言理解、图画理解、语言推理、图画类推、语言表达、动作表达、作文、构图、数字记忆、图形记忆。1968 年，该测试于美国开始使用，目前国内尚未引用。

4. 语言发育迟缓检查法 1977 年，日本音声言语医学会语言发育迟缓委员会以语言障碍儿童为对象开始研制试用语言发育迟缓检查法，1989 年正式命名为 S–S 法（sign-significant relations）。1990 年中国康复研究中心引进 S–S 法，并按照汉语的语言特点和文化习惯制定了汉语版 S–S 法。该检查是依照认知研究的理论（将语言行为分为语法、语义、语用三方面），对儿童"符号形式与指示内容关系""促进学习有关的基础性过程"和"交流态度"三个方面进行评定，并对其语言障碍进行评定、诊断、分类和针对性的治疗，适用于语言发育水平处于婴幼儿阶段的儿童。

（三）其他评定

1. 普通话语音测验 主要通过看图说词和看图说故事的方式对儿童的语音进行检查。由于所采用的图片均为儿童熟悉的内容，检查词汇基本上也是学龄前儿童已经掌握并且发音清楚的词汇，避免了由于儿童认知发育水平造成表达困难的情况。其优点是能够在较短时间内快速地对儿童的语音进行检查并对儿童的语音错误做出初步的诊断。

2. 汉语言语流畅度诊断测验 汉语言语流畅度诊断测验是由徐方根据国外同类测验修订而成的，可用于诊断口吃患者。

3. 聋儿听力语言康复评估系统 聋儿听力语言康复评估系统是由中国聋儿康复研究中心孙喜斌等根据《全国聋儿康复评估提纲草案》和《五级康复标准》，结合聋儿听觉发育、汉语语音及聋幼儿言语特点制定的一套聋儿听力康复评估系统。该系统由两部分组成：①听觉能力评估：包括音频补偿效果的评估和听觉功能的评估；后者又分自然环境声识别、语音识别、数字识别、声调识别、单音节词识别、双音节词识别、三音节词识别、短句识别和选择性听取等九项内容。②语言能力评估：包括语音清晰度、词汇量、模仿长句、听话识图、看图说话和主题对话六方面。

项目五 认知功能的发育

一、认知功能发育规律

（一）认知功能概述

1. 基本概念 认知功能是大脑反映客观事物的特征、状态及其相互联系，并揭示事物对人的意义与作用的判断能力，是一种高级心理活动，包括感觉、知觉和认识的过程。

（1）感觉 是一定的物质运动作用于感觉器官并经过外界或身体内部的神经通路传入脑的相应部位引起的意识现象，是物质的刺激向意识的最初转化，是感性认识的起点，也是整个认识过程的起点。

（2）知觉 是视觉、听觉、皮肤感觉、动觉等协同活动的结果，是人对客观物体的多种感觉的综合。

（3）社会知觉 是人对客体的认知和认知过程，包括对自己、对他人和对群体的知觉。

（4）记忆 是人脑对过去经验的反映，包括识记、保持、再认和再现4个基本过程。识记是记忆的开始阶段，是信息的输入和编码。

（5）注意 是认知活动对一定对象有选择的集中。注意能使人的感受性提高，知觉清晰，思维敏锐，从而使行动及时、准确，是获得知识和提高工作效率的前提。

（6）思维　是内在知识活动的历程，在此历程中个人运用贮存在长期记忆中的信息，重新予以组织整合，从纵横交错的复杂关系中，获得新的理解与意义。

2. 认知功能的特点

（1）多维性　对同一个人或事物，不同的人因为自身经验和经历不同也会产生不同的认知或看法。

（2）相对性　在现实生活中，许多事物由两个相对的部分组成，如上与下、左与右、好与坏、白天与黑夜、先进与落后等。

（3）联想性　认知不仅是感知觉的活动，还包括思维、想象等心理过程，同时还与人的智力及其既往经验有关，并产生不同的联想。

（4）发展性　由于认知活动与整个社会科技文化等的发展水平、个人的知识结构及所处社会文化环境等因素相关。因此，认知功能不论是社会的还是个体的都具有发展性的特点。

（5）先占性　认识活动或认知过程经常会发生"先入为主"的现象，即以"第一印象"来判断和解决问题。

（6）整合性　个体最终表现出对某一事物的整体认知或认识，往往是综合了有关感知、记忆、思维、理解、判断等心理过程之后获得的。

3. 认知和情绪　来自内、外环境的信息，经感受器接受信息并将其转变成电信号后，传导至大脑，在大脑内由两个不同感觉处理系统进行整合和处理，产生认知和情绪。

（1）感觉处理系统

1）认知处理系统　感觉神经－丘脑感觉中继核－新皮质－运动中继核（基底节）－运动神经，即新皮质系回路。经此系统，产生对特定事物的认识。

2）情绪处理系统　感觉神经－中脑－丘脑下部感觉中继核－梨状叶、海马、齿状回－运动中继核（杏仁核、中隔核）－运动神经，即旧皮质系回路。经此系统，产生对特定事物的情绪。

（2）认知和情绪的关系　情绪是以个体的需要为中介的一种心理活动，它反映的是客观事物与人的需要之间的关系。它不同于认知，认知是以形象或概念的形式来反映客观事物的。长期以来，人们一直认为二者之间相互对立。但是，近几十年的心理学、神经生物学研究表明，认知与情绪并不是彼此分离和相互对立的系统。虽然它们具有各自独特的功能和加工机制，但是它们之间也相互依赖和相互影响，存在明显的交互作用。感觉是诱发情绪的首要条件，注意与思维决定着情绪的产生与表现，注意能唤醒情绪的产生，思维能影响情绪反应的方式和速度；情绪能激发人的认知和行动。

（二）认知功能发育

1. 皮亚杰认知功能发育理论　皮亚杰是当代著名的发展心理学家，是认知学派的创始人。人的认知发育过程是一个具有质的差异的连续阶段，皮亚杰将儿童的认知发育划分为四个阶段（表3-10）。

表3-10　皮亚杰认知发育的阶段理论

阶段	年龄	行为特征
感知运动阶段	0～2岁	主要通过感觉动作来认识外部世界，个体认知离不开动作，这是人类智慧的萌芽阶段。按照发育顺序，此阶段包括了反射练习、动作习惯、有目的的动作、图式的协调、感觉动作和智慧综合六个时期
前运算阶段	2～7岁	由于语言的掌握，儿童可以利用表象符号代替外界事物进行表象思维，实现了思维和动作分离。虽然此阶段儿童在形式上有明确的逻辑过程，但因为他们无法摆脱自我中心，因此思维具有刻板性和不可逆性
具体运算阶段	7～11岁	可以进行完整的逻辑思维活动，但他们的思维活动仅限于比较具体的问题，还不能对思维进行假设。思维具有内化性、可逆性、守恒性和整体性
形式运算阶段	11岁至成人	在思维中摆脱了具体事物的限制，能做出假设，已经能对事物展开非常抽象的、系统的、稳定的逻辑思维。思维具有全面性和深刻性

2. 认知发育的实质　皮亚杰认为，儿童的认知发展是儿童主体的图式（scheme）在与外界环境相互作用的过程中通过不断的同化（assimilation）与顺应（accommodation）达到平衡（equilibration）的过程。在此过程中，有四个因素影响了认知发展，即成熟、物理环境、社会环境和平衡。其中，平衡是儿童认知发展的决定性因素。

3. 认知发育阶段理论的特点

（1）心理发展过程是一个内在结构连续的组织和再组织的过程，过程的进行是连续的，但由于各种发展因素的相互作用，儿童心理发展具有阶段性。

（2）各阶段都有它独特的结构，标志着一定阶段的年龄特征，由于各种因素，如环境、教育、文化及主体动机等的差异，阶段可以提前或推迟，但阶段的先后次序不变。

（3）各阶段的出现，从低到高是有一定次序的，并且有一定交叉。

（4）每一个阶段都是形成下一个阶段的必要条件，前一阶段的结构是构成后一阶段结构的基础，但前后两个阶段相比，有着质的差异。

（5）在心理发展中，两个阶段之间不是截然划分的，而是有一定的交叉。

（6）心理发展的一个新水平是许多因素的新融合、新结构，各种发展因素由没有系统的联系逐步组成整体。

4. 认知功能发育的顺序　智能是通过触摸物体和在运动中产生的，是逐步从低级的感觉刺激阶段（感觉运动阶段）向高级的印象、符号阶段（表象思考阶段）发展成熟的。

事物的认知过程分三个阶段：动作表象（enactive representation）、映像表象（iconic representation）和符号表象（symbolic representation）。动作表象是指只靠观察不能理解，需要伴随着操作而逐渐理解的阶段。随着对物体的操作，加上视觉、听觉的确认，逐渐进入映像表象阶段。映像表象是指通过动手操作增加对事物的感性认识，形成知觉体验，上升为理性认识。将这一理性的认识抽象化，采用语言的形式表达出来，便进入认知的第三阶段，即符号表象阶段。最终对事物的认识形成概念，这种认识的过程通过自身的实践来完成。

5. 婴幼儿认知功能的发育　对于婴儿认知功能的发育，人们主要关注感知觉、注意功能的发育，而到了幼儿阶段，幼儿的记忆、思维等能力已得到初步发展。

（1）感知觉的发育　婴幼儿通过感知觉获取周围环境的信息并适应周围环境。婴幼儿感知功能的发育有三个特点，即从无意感知向有意感知发展、从整体和部分知觉分离向统一发展、感知觉和情感的联系由未分化向分化发展。

（2）注意的发育　注意是心理活动对一定对象的指向和集中，是一切认识过程的开始。出生第 1 个月内，各种强烈的刺激物、外部环境剧烈的变化及运动的物体都会引起新生儿的注意。3 个月出现条件反射性定向反射；1 岁出现有意注意的萌芽；3 岁以后有意注意开始发展起来。

（3）记忆的发育　条件反射的出现是记忆发生的标志。3～4 个月的婴儿开始出现对人和物的认知；7～8 月的认生是再认的表现；1 岁左右出现明显的回忆；1 岁左右的视觉记忆表象是回忆的表现；1 岁以前的记忆都是无意记忆，记忆保持的时间通常较短，1～3 岁陆续出现情景记忆，词语理解记忆与图形符号记忆。个体的记忆按照内容发育的顺序：动作记忆最早出现，大约在出生后 2 周；其次是情绪记忆，出现在 6 个月前后；6～20 个月开始出现形象记忆；1 岁出现逻辑记忆。

（4）想象的发育　是对已有表象进行加工改造，形成新形象的过程。萌芽于婴儿期，新生儿没有想象。1～2 岁的儿童，由于言语发育较差，经验缺乏，最多只是一种生动的重现，有想象的萌芽，而不是想象。

（5）思维的发育　是人脑对客观事物间接、概括的反映，它能认识事物的本质和事物之间的内在联系。新生儿没有思维，只有一些先天的非条件反射；出生后 10～20 天前后出现条件反射；1～1.5 岁时，语言的产生使思维成为可能，但是 1～1.5 岁儿童的思维处于萌芽状态，是人类思维的低级阶段。

婴儿期的思维具有直觉行动性，即思维是在动作中进行的。

（6）智力的发育　婴幼儿期的智力处于感觉运动阶段。1 岁后，婴幼儿就有了初步的概括能力，产生了直觉行动思维；到 2 岁末，幼儿开始逐渐摆脱对动作的依赖，出现某些当时不存在的事物的表象；3 岁前婴幼儿主要的智力特点是感觉运动协调性。

（三）上肢运动、游戏与认知功能发育

认知起源于动作，思维是动作的内化和自动化。因此，在教育中，让儿童多动手、多操作是非常重要的学习方式。

1. 婴幼儿上肢功能与认知功能发育

（1）上肢的精细运动功能和手的知觉能力发育　手的精细动作发育使得手具备了操作能力，随着操作的不断练习，手的知觉能力也随之提高，有了手的知觉能力，婴儿就能够有意识地开展大量精细活动；同时，手的精细活动的发育扩大了婴儿的活动空间，增强了对事物的感知能力，促进了感知能力及思维能力的发育。

（2）上肢的精细运动功能和视觉功能发育　视觉是人体最重要的感知觉之一。当视觉功能发育完善后，个体对外部环境的大多数感知信息都可由视觉提供。视觉功能的发育引导了精细运动能力的发育，使其更加精细准确、更为协调迅速。手眼协调能力是指在视觉配合下手的精细动作的协调性，随着精细运动的发育，手眼协调能力越来越占重要地位，是精细运动能力发育的关键。

对大脑皮质的研究发现，在精细运动过程中，除大脑皮质运动区、感觉区活化外，与认知发育密切相关的前额叶也同时被激活。前额叶不仅是记忆等多种认知功能的基础，同时，在运动技能学习过程中也有一定作用。这提示精细运动过程可能通过直接激活大脑皮质认知部位而促进认知发育。

2. 游戏与婴幼儿认知功能发育　游戏通常是指儿童运用一定的知识和语言，借用各种物品，通过身体运动和心智活动，反映并探索周围世界的一种活动，是儿童能动地驾驭活动对象的主体性行为，它现实直观地表现为儿童的主动性、独立性和创造性活动。

（1）游戏在幼儿认知发育中的作用　儿童在游戏活动中，通过自身积极、主动、自由的探索与操作，知识经验不断扩展，认知功能也不断得到提高。通过游戏，能加深儿童对知识的理解和巩固记忆，发展有意记忆能力，促进幼儿思维能力和语言能力的发育，从而也促进了儿童想象力和创造力的发育。

（2）幼儿游戏能力的发育　皮亚杰认为，儿童游戏能力的发育是与其认知发育水平相适应的，分为三个阶段。

1）练习性游戏阶段（0～2岁）　练习性游戏阶段或称为机能性游戏阶段。这是游戏发育的第一阶段和最初形式。2岁前幼儿的认识活动主要依靠直接感知和实际动作，因此，游戏中几乎不存在任何象征性活动，幼儿只是简单地重复某种活动或动作。反复地抓、摸、拿或绕着物体跑是这种游戏的典型表现。

2）象征性游戏阶段（3～7岁）　幼儿的游戏在这一阶段达到高峰。这时候的幼儿，语言有了很大的发展，但还不能完全依靠语言这种抽象的符号进行思维，而主要依靠象征性符号来思维。幼儿通过以物代物、以人代人、以假想的情景和行动方式将现实同化于自我。通过这种游戏达到自我的开展和欲望的实现。

3）规则游戏阶段（8～12岁） 由于抽象思维能力的发展，儿童开始逐步解除自我中心性，能站在别人的立场上看问题，利用别人的观点去校正自己的观点，所以游戏中大家共同遵守一定的规则便成为可能。这时候的游戏以一些有规则的竞赛性游戏为主，如下棋、打球等。有研究表明，规则游戏的发生频率在6～10岁阶段呈稳定上升趋势；10岁以后开始下降。

二、认知功能的影响因素及异常发育

（一）影响因素

1. 遗传因素 遗传因素包括染色体畸变、先天性代谢病等多种单基因遗传病，这些都影响神经功能发育。

2. 环境因素 环境因素包括家庭因素、集体环境、儿童自身生理环境等。①家庭因素：如家庭的社会经济状况、父母素质及对子女的态度等。②集体环境：如托管所、学校的教育方法等，可直接影响儿童的身心发育。③儿童自身生理环境：如儿童的先天残疾或慢性躯体性疾病对其行为有很大影响，神经系统发育的成熟程度或儿童性格特点等会影响其行为发育。

（二）异常发育

1. 精神发育迟滞 精神发育迟滞（mental retardation，MR）临床表现为不同程度的智力发育落后和社会适应能力不良。我国精神疾病诊断分类（CCMD-2-R）根据智商（intelligence quotient，IQ）将精神发育迟滞分为以下4个等级，即轻度、中度、重度、极重度，另外还有非特定的精神发育迟滞。

2. 克汀病 克汀病（Cretinism）也称呆小症，此病也常导致精神发育迟滞，其智力低下的程度往往比较严重。该病的主要特征为身体发育迟缓、动作迟钝、精神委靡、活动减少。患者身材矮小且不匀称，骨骼发育迟缓，多存在运动功能不良，重者可见瘫痪。

3. 苯丙酮尿症 苯丙酮尿症（phenyl keton uria，PKU）是一种氨基酸代谢病，是由于遗传缺陷所致的精神发育迟滞的常见类型。该病患者体内先天缺乏苯丙氨酸羟化酶，故苯丙氨酸不能转化为酪氨酸而引发代谢紊乱。临床表现为严重的智力缺损，但患儿出生时往往正常，在出生数月后即见发育延迟、烦躁易怒、反应迟钝等表现，少数患儿合并癫痫。

4. Rett 综合征 Rett 综合征是一种严重影响儿童精神运动发育的神经系统疾病，于1966年由 Andreas Rett 首先报道，通常好发于女孩。遗传性 Rett 综合征的患儿我国患病率约1/10000。Rett 综合征儿童在6～18个月表现正常，随后患儿会有快速退化及发育迟缓的现象，比如失去语言能力和运动技巧，手部重复运动（如反复搓手）、阵发喘气、动作控制失常。这种罕见的复杂性神经系统疾病目前没有可行的治疗方法，最终患者会彻底丧失行为能力，生活完全依赖他人照顾。

三、认知功能发育评定

对认知功能的发育做出科学客观的描述和评价的前提是确定研究的方法。研究方法是收集资料和数据的手段，在实际研究中，研究者不应拘泥于单一的方法，而是应根据需要，将各种研究方法综合起来灵活使用，以便多维度、多层次地收集第一手资料。

（一）评定内容与方法

在临床实践中，医者不应拘泥于单一的评定方法，而是应根据临床实际需要，将各种评估手段综合起来灵活运用，以便更具实效性，通常采用观察法、谈话法、问卷法、测验法、实验法等收集第一手资料。

（二）认知功能发育评定量表

1. 新生儿认知功能发育评定量表 新生儿期是婴儿期比较特殊的阶段，是儿童认知产生和发育的最初时期，是儿童认知发育史的"第一页"。新生儿行为评定量表（neonatal behavioral assessment scale，NBAS）是目前婴儿使用的适用年龄最小的行为量表之一，适用于新生儿，目的是诊断和预测新生儿的发育水平和状况。新生儿行为神经评定量表（neonatal behavioral neurological assessment，NBNA）是由北京协和医院著名儿科医师鲍秀兰根据 NBAS 量表结合自己多年临床经验制定的。NBNA 简便易学，实用有效，在我国已被广泛接受。

2. 婴幼儿认知功能发育评定量表 临床工作中有多种测量工具用于评价婴幼儿认知功能发育，如格塞尔发育诊断量表、丹佛发育筛查测验、贝利婴儿发育量表等。

项目六　各生长时期生理发育特点

一、学龄前期与学龄期生理发育特点

（一）学龄前期生理发育特点

学龄前期（preschool age）为 3 周岁后至入小学（6～7 岁）前，也称幼童期。此期小儿体格生长发育速度减慢，处于稳步增长状态；智能发育迅速，渐趋完善；与同龄儿童和社会事物的接触日渐广泛，知识面得以扩大，自理能力和初步社交能力得到发展。

1. 体格发育 学龄前儿童体格发育速度相对减慢，但仍保持稳步增长，此期体重年均增长约 2kg，身高年均增长 5～7cm。同年龄、同性别儿童体重差异一般在 10% 左右。体重增长异常，超过标准范围应警惕肥胖症；低于标准范围 15% 以上，则应考虑是否存在内分泌疾病、慢性消耗性疾病等。而明显的身高发育异常应注意是否因营养不良、甲状腺功能减低、生长激素分泌异常、软骨发育不全或成骨异常所引起。

临床对 2 岁至青春前期儿童体重、身高增长的粗略计算公式为：

$$体重（kg）= 年龄 \times 2+7（或 8）$$

$$身高（cm）= 年龄 \times 7+70$$

此期儿童身体各部位比例发生明显变化，头、躯干、四肢发育速度差异较大，下肢发育较快。

2. 运动系统 学龄前期是儿童运动系统快速发育阶段，骨骼、肌肉的生长需要大量蛋白质、葡萄糖、钙、磷及维生素 D 等，所以合理膳食是保证儿童骨骼、肌肉发育的重要条件。此期儿童骨组织中水分和有机质含量较多，而无机盐（磷酸钙、碳酸钙）含量少，骨的这些结构特点使骨的弹性较好，可塑性强，因此，容易因姿势不良等原因造成骨骼变形，故要注意培养儿童正确姿势。学龄前儿童足弓周围韧带较松弛、肌肉薄弱，若长时间站立、行走，足底负重过重易引起足弓塌陷，尤其是肥胖儿更易发生扁平足。因骨膜较厚，骨的再生能力较强，若发生骨折，多为不完全骨折，即骨折部位还有部分骨膜相连，称为"青枝骨折"。因骨骼关节面软骨较厚，关节囊、韧带的伸展性强，关节周围肌肉薄弱，所以儿童关节活动范围大于成人，但关节牢固性差，较脆弱，故在外力作用下易受伤害发生关节脱位。学龄前期儿童腕骨未发育完善，所以活动时间不宜过长，强度不能太大。

因肌肉中水分较多，蛋白质及储存的糖原较少，故肌肉柔嫩、收缩力较差、力量小、容易疲劳，但由于新陈代谢旺盛，疲劳后恢复较快。此期肌肉还处于发育不平衡的阶段，大肌群发育早，小肌群发育不完善，肌肉力量差，故易受损伤和疲劳。这个阶段运动发育的特点为跑、跳运动灵活熟练，手部动作笨拙，精细动作一般无法较好完成（表 3-11、表 3-12）。

表 3-11　学龄前儿童粗大运动发育情况

3～4 岁	4～5 岁	5～6 岁
1. 能沿地面直线或在较窄的低矮物体上行走一段距离	1. 能在较窄的低矮物体上平稳地走一段距离	1. 能在斜坡、荡桥和有一定间隔的物体上较平稳地行走
2. 能双脚灵活交替上下楼梯	2. 能以匍匐、膝盖悬空等多种方式钻爬	2. 能以手脚并用的方式安全地爬攀登架、网等
3. 能身体平稳地双脚连续向前跳	3. 能助跑跨跳过一定距离，或助跑跨跳过一定高度的物体	3. 能连续跳绳
4. 四散跑时能躲避他人的碰撞	4. 能与他人玩追逐、躲闪跑的游戏	4. 能躲避他人滚过来的球或扔过来的沙包
5. 能双手向上抛球	5. 能连续自抛自接球	5. 能连续拍球

表3–12 学龄前儿童精细运动发育情况

3～4岁	4～5岁	5～6岁
1. 能熟练地用勺子吃饭，手指呈内旋握位 2. 能用笔涂涂画画 3. 能用剪刀沿直线剪，边线基本吻合	1. 能边线较直临摹简单几何图形，或能边线基本对齐地折纸 2. 能手指呈三指握位用筷子吃饭 3. 能沿轮廓线剪出由直线构成的简单图形，边线吻合	1. 能根据需要画出图形，线条基本平滑 2. 能熟练使用筷子 3. 能沿轮廓线剪出由曲线构成的简单图形，边线吻合且平滑 4. 能使用简单的劳动工具或用具

3. 神经系统 从出生到6岁，脑重量的变化非常快。7岁儿童脑重量达1280g，相当于成人脑重量的86%～90%，基本接近成人脑重量。神经纤维继续增长，分枝增多、增长，更加有利于神经联系。学龄前期大脑各叶的功能分化渐趋成熟，大脑各区成熟的顺序为枕叶–颞叶–顶叶–额叶。7岁时，发育最晚的额叶也基本成熟。3岁时神经细胞的分化已基本完成，但脑细胞体积的增大及神经元轴突的髓鞘化仍继续进行，到4岁神经纤维的髓鞘化才完成，因此，此期儿童手眼协调能力仍然较差，表现为精细操作运动的笨拙。6岁时随着运动和感觉区域神经元髓鞘化发育的基本完成，运动转为由大脑皮质中枢调节，神经冲动的传导才更加迅速、精确，这为儿童运动功能的灵活协调发育奠定了良好的基础。

脊髓长度随年龄增长而发育变化，胎儿期脊髓末端位于第2腰椎下缘，4岁时上移至第1腰椎，因此，在进行腰椎穿刺时应注意保护脊髓。

4. 循环系统 心脏形状近似于成人，多为椭圆形，重量约为成人心脏重量的1/10。心腔容积小，7岁时为100～120mL。动脉内径相对成人大，肺动脉直径较主动脉宽，性成熟后主动脉直径才超过肺动脉。此时心脏收缩力差，平均心率为90～110次/分钟。心率易受多种因素影响，如哭闹、进食、发热等。此期儿童血压较低，但随年龄增长而逐渐升高，可按公式推算：

$$收缩期血压 =（年龄 \times 2）+80mmHg$$

舒张期血压为此数值的2/3，高或低于此标准20mmHg为高或低血压。

5. 呼吸系统 肺组织弹性纤维发育差，肺间质发育旺盛，血管丰富，肺泡数量少，使肺的含气量少而含血量多，易发生肺部感染。此期儿童胸廓左右径短，呈桶状，肋骨呈水平位，主要依靠膈肌升降辅助呼吸，呼吸时胸廓活动度小，肺不能充分扩张。发生病理变化时，易发生通气、换气障碍，导致缺氧和二氧化碳潴留，表现为发绀。此期儿童代谢旺盛、需氧量高，为满足机体代谢需要，呼吸频率比成人快，4～7岁儿童呼吸频率为20～25次/分钟。由于呼吸中枢发育不完善，易出现呼吸节律不齐、深浅交替、间歇性呼吸和呼吸暂停等。所以，此期儿童不适宜进行较大强度的运动或活动。

6. 消化系统 学龄前儿童胃壁肌肉薄，伸展性差，胃的容量小，3岁儿童胃容量约为

600mL，6 岁为 900mL 左右，且消化能力较弱。肠管相对较长，小肠黏膜有丰富的毛细血管和淋巴管，吸收能力较强，但自主神经的调节能力差，容易发生肠道功能紊乱，引起腹泻或便秘。肝脏相对较大，在肋缘下触及肝脏下缘一般为生理现象。而肝脏分泌胆汁较少，对脂肪的消化能力较差，故给予儿童的饮食应注意控制脂肪的含量。

7. 泌尿系统　学龄前儿童的肾脏皮质发育不健全，泌尿功能较差。输尿管管壁肌肉较薄，弹性纤维弹性较差，输尿管弯曲度较大，容易被压扁而发生尿路梗阻；膀胱容量小，括约肌薄弱，弹性组织不发达，贮尿机能较差，新陈代谢旺盛，每日需要的进水量较大，故此期儿童的排尿次数较多，一般 3 ～ 7 岁儿童每 24 小时排尿次数为 7 ～ 10 次，并在兴奋或疲劳时容易发生遗尿现象。

学龄前儿童的生理发育尚不完善，对各种疾病的抵抗力弱。因此，在加强身体锻炼的同时，要养成良好的个人卫生习惯，并注意摄取充足的营养。

（二）学龄期生理发育特点

学龄期（school age）为 7 周岁后至青春期（一般女 13 岁，男 14 岁）前，又称儿童期。此期儿童的体格发育稳步增长，除生殖系统外，各系统器官外形均已接近成人，智能发育更加成熟，已能适应学校、社会环境，是接受系统化的文化、科学教育的关键时期。

1. 呼吸系统　学龄期儿童的肺活量显著增大，对疾病的抵抗能力不断增强，不易发生感染，如气管炎、肺炎的发病率比学龄前明显降低，另外，营养较一般成人要求高。此期儿童呼吸频率下降至 20 次 / 分钟。

2. 循环系统　儿童心脏发育呈跳跃式，7 岁前和青春期发育最为迅速。5 岁时心脏重量为出生时的 4 倍；9 岁时为出生时的 6 倍；青春期后心脏重量的增长为出生时 12 ～ 14 倍，达成人水平。7 岁时心脏四个腔容积增至 100 ～ 120mL。小儿心脏的位置亦随年龄的增长而变化，5 ～ 12 岁在锁骨中线上。心肌纤维随儿童年龄的增长和活动能力的提高而增多、增粗，学龄前期儿童左右心室壁厚度基本一致，心肌纤维交织疏松、弹性纤维较少；6 岁以后左心室壁逐渐增厚，弹性纤维增加，从而增强了心肌的收缩力和弹性，但由于此阶段儿童的迷走神经对心脏的收缩控制能力发育不成熟，稍做剧烈运动儿童的心率即明显增加，所以，此期儿童不适宜做需要长时间屏气或静止性用力的运动，如拔河、举重等无氧运动。由于新陈代谢旺盛，身体组织需要更多的血液供给，而儿童的心搏量有限，故只有增加心脏的搏动次数，才能满足身体生长发育的需要，所以儿童的心率相对较快，8 ～ 14 岁为 70 ～ 90 次 / 分钟。儿童的脉搏次数极不稳定，易受多种因素影响，如进食、活动、哭闹、发热等。因此，测量脉搏时，应排除干扰，在安静状态下测量。凡脉搏显著增快，安静状态或睡眠时不减慢者，应考虑有器质性心脏病的可能。

3. 消化系统　6 岁时长出第 1 颗恒牙，即第 1 磨牙，也称"六龄齿"，之后乳牙按照萌出的次序依次脱落萌新，大约每年更换 4 颗乳牙，直至 12 岁左右更换完毕。这时乳牙虽全部更换为恒牙，但其数目尚未达到成年后的正常数目，一般为28颗牙；而达到成人的正常数目32颗，要等到18岁前后才能完成（表3-13）。换牙期常出现牙齿排列不齐、容易嵌塞食物、损伤牙龈等，易引发牙龈炎、牙周疾病。此期儿童消化系统的各种消化酶分泌量较少、效价较低，所以在夏秋季节和各种疾病影响下，容易抑制儿童消化酶的分泌而出现消化不良、厌食、腹泻等症状。

表3-13　恒牙萌出时间及顺序

恒牙	萌出年龄（岁）	
	上颌	下颌
第1磨牙	6～7	6～7
中切牙	7～8	6～7
侧切牙	8～9	7～8
第1前磨牙	10～11	10～12
尖牙	11～12	9～11
第2前磨牙	10～12	11～13
第2磨牙	12～13	12～13
第3磨牙	17～22	17～22

4. 运动系统　此期体格生长速度平稳。女童10岁、男童12岁前处于相对稳定阶段，体重每年平均增长2kg，身高增长5cm左右。5岁以后儿童的肌肉发育加速；6岁至青春期前，骨骼肌肉呈稳定的成长趋势，耐受疲劳性增强，走路更远。

（1）骨骼的发育特点　一是软骨多，骨干短而细，骨化尚未完成；二是骨的化学成分以蛋白质等有机成分居多，钙、磷等无机成分偏少，正常成人的比例为3∶7，此时期为1∶1。所以，学龄期儿童骨骼的弹性大而硬度小，不容易骨折但容易发生变形。

（2）骨龄　骨化非常活跃的长骨远端（四肢骨、指骨、趾骨）的骨化中心数量最能代表骨的发育情况，被称为骨龄，它是通过测定骨骼的大小、形态、结构和相互关系的变化反映体格发育程度，并通过统计处理，以年龄的形式，以岁为单位进行表达的生物学年龄，是衡量儿童体格成熟的黄金指标之一。可借助于骨骼在X线摄像中的图像来确定，通常拍摄左手手腕部的X线片观察左手掌指骨、腕骨及桡骨、尺骨下端的骨化中心的发育程度来确定骨龄。进行骨龄检测不仅有利于生长发育疾病的早期发现、早期诊断、早期治疗，争取更多治疗、调整时间，还可助于有针对性地指导饮食和生活习惯的调整，从而更好地促进身高的增长。特别是进入性发育前期（女童8岁左右、男童10岁左右）进行骨龄检测，有助于儿童以正常的发育水平和发育速度进入青春期，保证儿童的性发育和身高发育能够以正常的状态启动和加速。

知 识 链 接

矮身材

矮身材是指身高低于同龄同性别健康儿童身高平均值2个标准差或正常值第3百分位者，每年生长速度低于5cm者。导致矮身材的原因很多，分生理性因素和病理性因素。如家族性矮身材、体质性生长延迟等生长发育的正常变异；一些内分泌疾病（如侏儒症）、遗传代谢病、染色体疾病、骨骼发育不良、先天性畸形综合征、宫内发育障碍、全身系统性疾病、营养性发育障碍会导致矮身材。以下情况提示儿童生长缓慢：①儿童的生长速度3岁前小于每年7cm；②3岁到青春期小于每年5cm；③青春期小于每年6cm。

（3）脊柱　脊柱的生理弯曲在7岁以后形成胸曲并固定，腰曲需到14岁后才固定。而且椎骨的骨化发生较晚，加之脊柱周围肌肉、韧带薄弱，所以此期的脊柱极易发生侧弯、后凸等变形。

（4）粗大运动发育　此期儿童粗大运动更加灵活、熟练，6岁儿童已经能较好地组织起复杂的动作，完成包含有多个步骤或连续性的组合动作，如跳绳、游泳、舞蹈等技能性运动。9岁以后的儿童不仅在运动中掌握了更多的技能，而且更具有组织性和合作性，能参加有规则的、集体的运动并进行比赛，如跑步、跳远、游泳、球类等竞技性运动。

（5）精细运动发育　学龄期儿童的视觉输入、大脑信息加工的传导通路发育更加成熟，传入和传出的协调性更好，因而精细运动的反应速度更快、精确性更高。6～7岁儿童因小肌群发育尚未成熟，手脚并不灵活，大约8岁时才能熟练地进行小肌群的精细运动。小肌群的协调发育使儿童能进行更复杂的手工操作，如书写、绘画、使用剪刀和乐器等。

（6）性别差异　学龄期儿童运动的性别差异随年龄的增长而愈发明显，一般男童的运动速度和强度优于女童，女童的运动灵活性和协调性优于男童。

5. 神经系统

（1）大脑功能单侧化形成　神经系统的结构发育基本成熟，大脑功能的单侧化在学龄期逐渐完成。6岁儿童的手、足优势在很大程度上开始定型，约90%的学龄儿童与成人一样明确地使用右手。女童大脑左半球神经细胞的生长和髓鞘化的完成比男童早，故女童说话较男童早，语言能力也较强；而男童大脑右半球神经细胞的生长和髓鞘化的完成比女童早，右脑功能比左脑强，因而男童的空间认知能力较女童强，如辨认方向的能力较强、几何成绩较好等。

（2）神经纤维基本髓鞘化　学龄儿童在 6 岁末时，所有皮层传导通路的神经纤维几乎都已髓鞘化。这时的神经纤维具有良好的"绝缘性"，可以按一定的传导通路迅速传导神经兴奋，极大地提高了神经传导的速度和准确性。兴奋过程和抑制过程是高级神经活动的基本功能，学龄儿童的这两种功能都有进一步增强。但是，学龄儿童大脑兴奋与抑制的平衡性差，兴奋通常强于抑制。大脑皮质抑制功能是大脑功能发育成熟的重要标志之一。抑制性条件反射是因条件刺激的出现而使个体反应减弱的现象，对儿童来说有很大的意义。抑制性条件反射加强了儿童心理的稳定性，提高了儿童对外界环境的适应能力。学龄期儿童由于神经系统结构和第二信号系统发育成熟，以及学校教育的约束（如安静听讲、遵守纪律等），易于更快地形成各种抑制性条件反射，这种反射一旦形成，就很牢固，这样能够使儿童更好地对刺激（如学习内容）加以注意和精确分析，逐渐形成更好的支配自己行为的能力。

二、青春期生理发育特点

青春期（adolescence）是由儿童发展到成人的过渡时期。从体格生长突增开始，到骨骼完全愈合、身体停止生长、性发育成熟而结束。这一时期人体在形态、功能、内分泌及心理、行为等方面都发生着巨大的变化。

目前，国内外一般将青春期的年龄范围定为 10 ～ 20 岁，女孩的青春期开始和结束年龄都比男孩早 2 年左右。青春期可分为早、中、晚三期。①青春早期的主要表现是身高生长突增，出现突增高峰，性器官和第二性征开始发育，一般持续约 2 年。②青春中期以性器官和第二性征发育为主要特征，出现月经初潮或首次遗精，身高生长速度逐渐下降，通常持续 2 ～ 3 年。③青春后期体格生长缓慢，但仍有所增长，直至骨骺完全融合，性器官及第二性征继续缓慢发育直至达成人水平，此期一般为 2 年左右。上述各期在身体发育的同时，还伴随着社会心理发育。

（一）青春期体格发育

1. 各部位的发育　青春期各部位发育时间及发育速度不同。四肢生长早于躯干；脚最先加速生长，也最早停止生长，脚加速生长 6 个月后，小腿开始加速生长，然后是大腿；上肢突增稍晚于下肢，其顺序是手 – 前臂 – 上臂；最后是躯干加速生长。由此可见，身体各部突增顺序为从远端到近端，这一现象被称作青春期生长的向心律。由于这一生长特点，青春期出现长臂、长腿不协调的体态，但这是暂时的，随着躯干长度及各部横径的增长，各部比例将恢复正常。因脚先期突增及先期停止生长的特点，可用脚长预测身高。

2. 体型的发育　男、女孩在进入青春期后身体各部出现一系列变化，使得男、女孩具有不同的体型：男孩较高，肩部较宽，肌肉发达结实；而女孩较矮，臀部较宽，身材丰满。造成这种现象的原因是身高、体脂及体重的性别差异。

3. 骨骼发育　骨骼发育是体格发育的重要组成部分，人体许多形态指标的大小都取决于骨骼的发育状况。判断骨骼的发育程度可应用骨骼年龄（骨龄）。青春期在儿童骨发育的基础上，已经出现的骨化中心继续发育，并出现新的骨化中心，各骨化中心相继钙化或与骨干的干骺端愈合。长骨骨干与骨骺完全愈合，女孩一般为 15 ～ 16 岁，男孩为 17 ～ 18 岁；而椎骨体与骨骺要到 20 岁以后才能完全愈合。

4. 生长发育　进入青春期，在神经内分泌作用下，身体迅速生长，出现生长突增。生长突增（growth spurt）可用按年龄绘制的生长速度（每年生长量）曲线表示。女孩比男孩突增开始的年龄早 2 岁左右，女孩为 9 ～ 11 岁，男孩为 11 ～ 13 岁。男孩在生长突增过程中出现的身高增高峰值及出现突增高峰的年龄与女孩也不一样。男孩的突增高峰值为每年 6.8 ～ 13.2cm，女孩为每年 6.1 ～ 10.2cm；突增高峰男孩的年龄为 11.5 ～ 15.5 岁，女孩为 9.7 ～ 14 岁。

（二）青春期功能发育

伴随体格发育的同时，青春期的呼吸、循环、消化、代谢、造血、免疫、运动等各种生理功能也发生着明显的变化。一般常以循环、呼吸功能及肌肉力量反映功能发育状况。

1. 心功能　随着年龄的增长，心率呈现负增长，青春期后逐渐接近成人水平，男性心率略低于女性。运动时，心率随运动强度增大而增加，到极量运动时的心率为最大心率。最大心率随年龄的增加而下降，通常以"220 减去年龄"估计最大心率。最大心率与安静心率之差在一定程度上反映心脏的储备能力。青春期之前，女孩血压值高于男孩，青春期来到后，男孩血压值即高于女孩。

2. 肺功能　肺活量随着年龄而增长，女孩的增长量低于男孩。在青春期，男孩可增长 2000 ～ 3000mL，年增长 200 ～ 500mL；女孩只增长 1000 ～ 2000mL，年增长 100 ～ 300mL。人体在极限状态下吸收和利用氧的能力为最大有氧活动能力，说明这种能力的指标为最大吸氧量。最大吸氧量绝对值随年龄增长而逐渐增加，青春期后达最大值，随后逐渐下降。按体重计算的最大吸氧量相对值，男孩在 13 岁前呈增长趋势，以后不再增长；女孩在 13 岁前比较稳定，以后呈下降趋势；成年期，男女性均缓慢下降。

3. 运动能力　人体在活动中所表现出的力量、速度、灵敏及柔韧性，统称为运动能力。青春期运动能力的发育有明显的阶段性和性别差异。男孩的快速增长发生在 7 ～ 15 岁，15 ～ 20 岁增长趋缓，20 ～ 25 岁为一生中最高峰；女孩的快速增长期为 7 ～ 12 岁，但在 13 ～ 16 岁阶段部分女孩可停滞或下降，16 ～ 20 岁又可出现缓慢增长。在青春期，男孩各项运动指标均高于女孩，并随着年龄的增长而差距增大，形成性别间运动能力的差别。但女孩在柔韧性、协调性及平衡能力方面往往比男孩更具有发展潜力。各项运动能力的发育顺序大致为：速度、耐力、腰腹肌力先发育，其后是下肢爆发力，较晚的是臂肌静止耐力。握力用于表示手及臂部肌肉的力量，青春期时，男孩可增长 25～30kg，年增长 4～10kg；女孩增长 15～20kg，年增长 2～5kg。男孩握力值始终高于女孩，随年龄增长性别差异增大。背肌力具有相同趋势。

（三）青春期性发育

1. 青春期的内分泌变化 青春期时激素分泌旺盛，促使皮脂腺分泌物过多，毛囊皮脂腺导管堵塞，细菌感染，产生炎症，形成"青春痘"，医学上叫痤疮，好发于青少年及油性皮肤人群。继发于垂体激素的分泌增加，血清中睾酮（男）和雌二醇（女）水平在整个青春期成熟过程中呈进行性增加。生长激素分泌增加发生于青春中期。到了青春中晚期，影响黄体生成素和雌激素分泌的一个正反馈调节系统被建立，并由此导致雌激素诱发的黄体生成素周期性高潮分泌及排卵现象的出现。

2. 男性性生理发育

（1）生殖器官发育 男性生殖器官分内外两部分。前者包括睾丸、输精管和前列腺等附属腺，后者包括阴囊和阴茎。男孩青春期性发育个体差异很大，但各指征出现顺序大致相似。睾丸最先发育；1 年后阴茎开始发育，与此同时身高出现突增。青春期前睾丸很小，单侧容积仅 1～2mL，仅稍大于婴儿期。睾丸开始增大的平均年龄为 11.5 岁，只比女性乳房开始发育年龄晚 0.5～1 岁；其后体积迅速增大，15 岁时平均容积为 13.5mL；18～20 岁时达 15～25mL。阴茎开始增大的年龄比睾丸迟 0.5～1 年，平均 12.5 岁开始突增，2～3 年内即从青春期前的长 5cm 左右增至青春后期的 12～13cm（表 3-14）。

表 3-14　Tanner 男孩生殖器发育分期

分期	发育表现
I	青春期前，睾丸、阴囊、阴茎仍是儿童早期的大小和比例
II	阴囊和睾丸增大，阴囊皮肤变红，纹理改变，阴茎无变化或变化很小
III	主要是阴茎长度增大，睾丸和阴囊进一步增大
IV	随着阴茎头增粗、发育，阴茎进一步增大，睾丸和阴囊继续增大，阴囊皮肤颜色加深
V	生殖器大小和形状已达成人水平

（2）性功能发育 随睾丸生长，生殖功能开始成熟。首次遗精是男性青春期生殖功能开始成熟的重要标志之一，一般发生在 12～18 岁，最早 12.1 岁，最晚 17.3 岁，约比女性平均初潮年龄晚 2 年。多数发生在夏季，初期精液主要是前列腺液，有活力的成熟精子不多；18 岁左右，随着睾丸、附睾等发育成熟，精液成分逐步与成人接近。首次遗精发生后，身高生长速度逐步减慢，而睾丸、附睾、阴茎等迅速发育，接近成人水平。

（3）第二性征发育 主要表现为阴毛、腋毛、胡须等毛发改变，变声及喉结出现等。

一般 11～12 岁出现阴毛，1～2 年后出现腋毛，其后 1 年左右胡须萌出，额部发际后移，脸型轮廓从童年型向成年型演变。随着雄激素水平增高，喉结增大，声带变厚、变长，一般 13 岁后变声。大多数男孩 18 岁前完成所有第二性征的发育。

3. 女性性生理发育

（1）性器官形态发育　女性生殖器官分内外两部分。内生殖器包括阴道、子宫、输卵管和卵巢；外生殖器包括阴阜、大小阴唇、阴蒂、前庭和会阴。进入青春期后，在促卵泡激素、黄体生成素和性激素作用下，内外生殖器迅速发育。卵巢从 8～10 岁起发育加速，呈直线上升，重量从 6～10 岁时的 1.9g 增至 11～15 岁时的 4g 左右，18～20 岁时达 8.3g。初潮来临时卵巢仍未发育成熟，重量仅为成人 30% 左右。随卵巢发育增大，功能逐渐完善，开始排出卵子，排卵后卵巢表面从光滑变得凹凸不平。子宫重量、长度明显增加，宫体长度的增加比宫颈更明显。外生殖器也出现明显的变化：阴阜因脂肪堆积而隆起，小阴唇变大，色素沉着，大阴唇变厚，可见大量阴道分泌物且由碱性变为酸性。

（2）性功能发育　最重要的标志是月经初潮。从初潮至更年期，子宫内膜受性激素影响，子宫内膜呈周期性改变，出现月经。与此同时，输卵管的口径增大，管腔黏膜上皮出现皱襞，并逐渐纤维化。月经初潮并不代表女性生殖系统已发育成熟。初潮多发生在夏天，发生年龄为 11～18 岁。初潮年龄的早晚与遗传、经济水平及营养状况有关。已来潮的女孩，其身体形态、功能水平及第二性征发育都明显超过同龄未来潮女孩。绝大多数女孩的初潮出现在身高突增高峰后 1 年左右；来潮后身高生长开始减速，总增长值平均为 5～7cm。

（3）第二性征发育　主要是乳房、阴毛和腋毛的发育。乳房发育是女孩进入青春期的第一信号，平均开始于 11 岁（8～13 岁）。乳房发育从Ⅱ度到Ⅴ度历时约 4 年。乳房开始发育后 0.5～1 年出现阴毛，再一年后出现腋毛。身高突增的开始几乎与乳房发育同时，而突增高峰一般出现在其后 1 年左右（表 3-15）。

表 3-15　Tanner 女孩乳房发育分期

分期	发育分期
Ⅰ	发育前期，仅有乳头突出
Ⅱ	乳腺萌出期，乳头隆起，乳房和乳晕呈单个小丘状隆起，伴乳晕增大
Ⅲ	乳房、乳晕进一步增大，二者仍在同一丘状水平面上，乳晕色素增深
Ⅳ	乳头和乳晕突出于乳房丘面上，形成第二个小丘
Ⅴ	成熟期，乳房更大，乳晕与乳房又在同一丘面上，乳头突出于其上

4. 青春期良好习惯的养成　青春期生长发育迅速，膳食中某些营养素如蛋白质、铁、钙、锌、碘摄入不足的现象时有出现，其他营养素的不足也会在特定条件下发生。因此，日常饮食应多样化，以提供充足、全面、均衡的营养。应避免影响生殖健康的不良生活习惯，如常食快餐食品、吸烟、接触污染环境、过度使用手机、沉迷网络等。

知 识 链 接

性早熟

性早熟（sexual precocity）是指女孩在 8 岁、男孩在 9 岁以前呈现性发育征象。通常根据发病机制和病因，将性早熟分为中枢性性早熟和外周性性早熟。

中枢性性早熟：亦称完全性或真性性早熟，是指由于下丘脑-垂体-性腺轴功能提前激活，导致性腺发育及功能成熟，与正常青春发育成熟机制完全一致，并可具有一定的生育能力。

外周性性早熟：亦称假性性早熟，是非受控于下丘脑-垂体-性腺轴功能所致的性发育，有性激素水平的升高，并促使性征提前发育，但无生育能力。

三、青年期生理特点

青年期（adolescence）年龄为 18～25 岁，标志着生理功能发育已处于完全成熟的阶段，拥有其独特的生理特点。

（一）外型

青年期，人的面部皮肤滋润，头发乌黑浓密，牙齿洁净整齐，体魄健壮，骨骼坚而柔韧，肌肉丰满、有弹性，脂肪所占体重比例适中。

（二）内部器官

青年期体内各机能良好，心脏血液输出量和肺活量均达到最大值，血压正常，有时略偏高；消化能力强，食欲较好。

（三）抵抗力

青年期自身的抵抗力强，而且能自觉地使用各种方法增强体质，预防疾病，疾病的发生率相对较低，即使患上某些疾病，也能在较短时间内治愈恢复。

（四）体力

青年期体力和精力均处于"鼎盛期"，能承担较繁重的脑力劳动和体力劳动，能为社会做出较大贡献，如运动员获得佳绩，固然以运动技能技巧出众为主要原因，但与其体力发展和生理特点也有直接关系。青年期男性和女性都有良好的生殖能力。

四、成年期生理特点

成年期（adulthood）指 25～60 岁，是人生跨度最长的时期，成年期又可分为成年早期（25～35 岁）、成年中期（35～50 岁）及成年后期（50～60 岁）。30 岁以后，个体生理功能的衰退平均每年以 1% 左右的速率递增。世界卫生组织（WHO）1991 年提出关于划分年龄分期的标准，中年期一般指 45～60 岁的人群。进入中年期，机体的各组织、器官、系统的生理功能开始走向衰退。由于组织器官功能衰退，各类疾病发生的危险性随之增高。

（一）呼吸系统

肺组织的弹性开始下降，肺活量变小，肺泡和毛细支气管的直径开始增粗，尤其是肺支气管的抵抗能力下降，容易遭受各种感染，如果治疗不及时则可致迁延不愈，形成慢性支气管炎等慢性呼吸道疾病。

（二）循环系统

心脑血管系统功能的衰退呈逐渐加快趋势，原因为动脉硬化、血管壁的弹性下降、心排血量的降低、血压的自我调节能力减弱等。中年期心室舒张功能的变化表现在两个方面：一是二尖瓣舒张早期的血流峰值速度和血流积分值降低，舒张晚期的血流峰值速度和血流积分值升高，以及两项比值的减小；二是肺静脉血流峰值速度、流速积分收缩与舒张期逆转均为心室舒张功能减退的前期表现。同时中年期脂质代谢功能降低，胆固醇的浓度有所增高。这些因素都可促使中年人发生心脑血管动脉粥样硬化，致使心脏、脑或其他重要器官供血不足，导致心绞痛、心肌梗死、脑血栓形成、脑出血和猝死等疾病的发生。

（三）消化系统

由于生长发育停止和机体新陈代谢功能趋于缓慢，机体对营养物质的需求相对减少，胃酸、胃蛋白酶的分泌及其他消化腺的分泌逐渐减少，胃的消化功能逐渐下降。

（四）内分泌系统

各种内分泌激素的分泌功能开始减退。如性激素分泌的减少可导致性欲减退；胰岛素分泌异常可以导致糖尿病；中年后期可出现内分泌紊乱而导致围绝经期综合征。

（五）免疫系统

免疫系统功能整体水平下降。体液免疫方面，各种免疫球蛋白的产生随年龄的增长而逐渐减少，而针对正常组织的自身抗体的形成则可能会增加。因此，自身免疫性疾病的发病率随之升高。细胞免疫方面，各种免疫细胞如 T 淋巴细胞、吞噬细胞功能开始下降，对各种感染的抵抗作用明显不如青年人，这也是中年人易发生慢性疾病的主要原因之一。细胞免疫功能下降的另一个重要的表现是免疫监视功能下降，对变异细胞的免疫监视作用减弱，故易患癌症等各种恶性疾病。这些变化的高峰在 50 岁左右，因此，此期中年人易患各种疾病。

（六）其他

进入中年期以后，毛发逐渐稀少、变白；皮肤日益粗糙，出现褶皱，体重有增加趋势，尤其是腹部脂肪明显增加，身高也有所降低。机体组织中钙质增加，感觉功能衰退，尤其是视听能力变化明显。视力衰退容易产生病变；听觉方面按声音频率高低顺序，听觉逐渐减弱。生活条件、工作状况、身体素质、心理特点等都对生理变化产生一定影响，从而造成个体差异。

知 识 链 接

围绝经期综合征

女性围绝经期又称"更年期"，是指妇女绝经前后的一段时期。此时期是性腺功能开始衰退直至完全消失的时期，其持续时间的长短因人而异，一般为8～12年。多数女性更年期发生于45～55岁，平均年龄约为47岁，但也有少数女性到55岁左右才开始进入更年期。表现为自主神经系统功能紊乱等一系列症状，如面部潮红、出汗、头痛、眩晕、肢体麻木、情绪不稳定、小腹疼痛、心慌、失眠、易怒，甚至多疑等。

男性更年期虽然没有女性那样以绝经为明显标志，但是在50岁左右，男性的睾丸逐渐萎缩，性功能也出现由盛到衰的变化，主要表现为以性功能减退为特征的一系列症状，如精神情绪的变化、自主神经循环机能障碍、疲劳、性功能降低等症状。

五、老年期生理特点

在我国，通常将60岁以后的时期确定为老年期（aging period）。随着人口老龄化进程的加快和老年疾病发病率的增高，老年人致残率明显上升。同时，老年人对生活质量的要求亦不断提高。因此，老年期人口的康复医疗需求越来越多。

各器官衰退是人类不可抗拒的自然规律，表现为人须发由黑变白或脱落、颜面部皱纹增多、皮肤松弛及色素沉着、眼睑下垂、耳聋眼花、牙齿脱落、脊柱弯曲、步态缓慢、反应迟钝等，呈现为整体的衰老。器官的衰老则表现为许多重要酶活力的下降、代谢缓慢、储备能力下降、组织萎缩、细胞数量减少及某种微量元素的缺乏或过高等，导致其生理功能的改变。

（一）呼吸系统

老年人鼻黏膜变薄、萎缩，嗅神经细胞数量减少，嗅觉功能减退；呼吸道比较干燥，血管脆性增加、收缩力差，容易发生血管破裂而出血。老年人的咽黏膜和淋巴组织萎缩，所以老年人易患下呼吸道感染。其咽喉黏膜、肌肉退行性变或神经通路障碍时可出现吞咽功能失调，因此，在进食流质食物时易发生呛咳，有些高龄老人甚至会将食团误入咽部和气管，造成窒息。老年人气管和支气管黏膜上皮和黏液腺呈退行性变、纤毛运动减弱。细支气管黏膜萎缩、黏液分泌增加，同时细支气管壁弹性减退及其周围肺组织弹性牵引力减弱，在呼吸时阻力增高，使肺残气量增加，也可增加分泌物的排出而易导致感染。

老年人肺萎缩，肺组织重量逐渐减轻，肺泡壁薄弱。肺泡扩大，肺内胶原纤维交联增多，肺的硬度增加、弹性下降。由于长期吸入粉尘，使肺组织呈黑色。肺泡弹性下降，终末细支气管和肺泡塌陷，使肺通气不足。肺活量下降，残气量增加；肺弹性回缩力减弱，气管阻力增加；肺泡换气不足，氧气吸入减少，动脉氧分压低，呼吸道防御功能降低，对外界气候变化抵抗能力减弱，咳嗽无力，呼吸道内的异物和痰清除困难，导致老年人易患呼吸系统疾病。肺动脉壁随年龄增长可相继出现肥厚、纤维化、透明化等。肺静脉内膜硬化使肺血流量和肺动脉压力增高。

由于骨质疏松、脊柱变形、胸椎后凸，加之胸骨及肋骨钙质减少，肋软骨钙化，脊柱侧凸畸形，胸廓的前后径增大，横径缩小，使得保护肺脏的胸廓发生改变；又由于胸壁肌萎缩，呼吸肌收缩力减弱，使得呼吸动度下降。

（二）消化系统

老年人消化系统解剖结构及生理功能的衰退对其健康及寿命产生一定影响。老年人的唾液腺萎缩，唾液每日分泌量仅为青年人的1/3，影响了口腔的自洁作用和对淀粉的消化作用，常导致口干、吞咽困难和说话不畅。老年人牙齿咬面的釉质和牙本质逐渐磨损，牙龈萎缩，使牙根暴露；牙槽骨萎缩，牙齿部分或全部脱落。一方面牙列变松，食物残渣易残留，使龋齿、牙龈炎的发病率上升；另一方面牙齿松动、脱落，使咀嚼能力大为下降，从而影响营养的吸收。

随着年龄的增长，食管黏膜逐渐萎缩，伴食管下端括约肌松弛、活动减慢，而食管蠕动性收缩减少，使食管排空延迟，食管扩张，输送食物的功能减弱。老年人胃黏膜变薄，平滑肌萎缩，弹性降低，胃腔扩大；因血管硬化，胃黏膜供血不足，血流减少，使黏膜内的腺细胞减少或退化，故老年人常出现消化能力下降，胃排空速度减慢等胃功能明显降低的表现。胃酸分泌减少，60岁下降到正常水平的40%～50%。

老年人小肠结构的老化表现为黏膜和黏膜肌层萎缩、肠上皮细胞数减少，肠黏膜皱襞粗大而杂乱，绒毛活动减弱，小肠腺体萎缩，小肠液分泌减少，肠壁血管硬化，血液供给减少，肠蠕动减弱，排空时间延迟，小肠吸收功能减退。

随着年龄的增长，肝脏实质细胞减少、变性，肝脏萎缩，面积和体积均缩小，肝脏重量明显减轻。老年人的胆囊亦有萎缩，胆囊壁增厚，胆管壁的弹性和胆囊的收缩减弱，胆囊不易排空，胆汁黏稠，胆固醇增多，易使胆汁淤积而发生胆管疾病。30 岁时胰腺重量为 60 ~ 100g；50 岁后逐渐减轻，至 80 岁时减至 40g。胰腺分泌胰岛素的生物活性下降，导致葡萄糖耐量降低，老年人糖尿病的发病增多。

（三）循环系统

老年人心脏结构变化表现在心脏的重量随着年龄增长而增加，30 岁时为 240g，之后平均每年增加 1 ~ 1.5g，60 岁时可增至 300g。左心室壁也随年龄增长而增厚，40 岁时动脉内膜厚度为 0.25mm，70 岁时可增加至 0.5mm。随着年龄的增长，心脏内膜及瓣膜增厚、变硬和钙化。心肌收缩力下降，心输出量减少，70 ~ 80 岁老年人心输出量仅为 20 ~ 30 岁年轻人的 40%。另一方面，由于心脏传导系统发生退行性变，窦房结内的起搏细胞数目减少 78% ~ 80%，故老年人休息时的心率减慢，60 岁时平均心率为 66 次 / 分钟，70 岁时平均为 62 次 / 分钟，80 岁时平均为 59 次 / 分钟。

老年人的动脉、静脉和毛细血管均可发生老化，使老年人动脉血压波动过大，全身血流缓慢，血管增厚、变硬，弹性减弱，外周阻力增加，导致血压上升。此种血压上升常为收缩压升高；同时，由于外围血管阻力增大也可使舒张压增高。另外，老年人血管硬化，自主神经对血压调节功能减弱，容易发生直立性低血压。老年人动脉搏动速度增快，其主要原因是由于动脉硬化，血管壁弹性降低和血管腔变窄，使血管阻力增加所致。因此，老年人容易患动脉硬化、冠心病、脑血管意外等疾病。

（四）神经系统

老年人神经系统随着年龄的增长逐渐走向衰退，成人脑的平均重量约为 1500g。随着年龄的增长，脑的神经细胞逐渐减少，脑的重量逐渐减轻。60 ~ 70 岁减轻 10%；90 岁时减轻 20%。由于脑组织的萎缩、体积缩小，颅管内的腔隙增加，硬脊膜增厚，蛛网膜成为纤维结缔组织，脑回萎缩，脑沟变宽，脑室逐渐扩大，脑脊液增多。脑血管可发生硬化，血循环减慢，脑血液灌注量下降。丘脑 – 垂体系统也发生退行性改变，使丘脑对内环境稳定性的控制能力降低，导致应激能力减弱，代谢紊乱，致动脉硬化及高血压的发生，并使蛋白质和酶的合成能力降低。

脊髓后索根及后索的 Goill 束的变化随年龄增长而渐明显。除神经细胞数量减少外，其形态也可发生改变。如尼氏小体减少、老化、色素沉着，突触数量减少。老年人的反射受抑制，常由于肥胖或腹壁松弛，使腹壁反射迟钝或消失；深反射的减弱，如踝反射、膝反射，肱二头肌反射减弱或消失。老年人还可出现轻度肌张力增高。随着老年人的自主神经系统本质的退行性变及各脏器细胞数量的减少、萎缩，其功能也相应降低。当某一脏器衰退剧变时，自主神经系统就很难使其相互协调平衡，因而产生疾病。周围神经纤维及感觉器官的细胞数亦减少。

（五）运动系统

随着年龄的增长，骨中的有机物质如骨胶原、骨黏蛋白含量减少或逐渐消失，骨质发生进行性萎缩。而无机盐如碳酸钙与硫酸钙等却增加。无机盐含量越高，骨骼的弹性韧性越差。骨的新陈代谢缓慢造成老年人骨的修复与再生能力逐渐减退，骨折愈合需要的时间较长，不愈合的比例增加。再加上有些老年人由于偏食、牙齿松动、脱落，咀嚼困难，肠胃功能减退，造成食物中蛋白质、钙、维生素 D 等摄入不足，也会影响骨骼代谢。由于椎间盘水分及有机物质减少，椎体变薄、疏松，脊椎变短并弯曲，可使老年人发生驼背、身高下降。男性老年人身高平均缩减 2.25%，女性老年人身高平均缩减 2.5%，容易发生颈椎病及椎间盘突出症。

老年人骨骼肌的肌细胞内水分减少，细胞间液体增加，肌失去弹性，因而功能减退。肌力随年龄增长而下降，且肌韧带萎缩，弹性消失、变硬。其次，老年人机体内的肌量亦可发生变化。由于肌强度、持久力、敏感度持续下降，加之脊髓和大脑功能的衰退，使老年人活动更加减少，最终老年人动作迟缓、笨拙，举步抬腿不高，行走缓慢不稳。

随着年龄的增长，老年人普遍存在关节的退行性改变，尤以承重较大的膝关节和脊柱最明显。

（六）内分泌系统

随着年龄的增长，下丘脑重量减轻，血液供给减少，结缔组织增加，细胞形态改变。生理学方面的改变为神经递质含量和抗利尿激素的变化：前者引起中枢调控失常，因此也导致老年人各方面功能衰退，故有人称下丘脑为"老化钟"；后者则引起代谢的变化，由于抗利尿激素减少，有效作用下降，使钠的保存减少，水分也易丢失，故临床上老年人出现呕吐、腹泻、高热或使用利尿剂时，比年轻人更易发生脱水和电解质紊乱，并有心律失常的危险。老年人的垂体重量减轻，有些高龄老年人可减轻 20%，结缔组织增多。老年人的生长激素进一步下降到较低水平。生长激素减少，可使老年人肌肉萎缩、脂肪增多、蛋白质合成减少和骨质疏松等。神经垂体分泌的抗利尿激素在老年期也减少，以致肾小管的再吸收减少，出现利尿或多尿表现。甲状腺的老化，给老年人带来了全身性变化，如基础代谢率下降、高血脂、皮肤干燥、畏冷、便秘、精神障碍及思维和反射减慢等。

由于老年人下丘脑-垂体-肾上腺系统功能减退，激素的清除能力明显下降，使老年人对外界环境的适应能力和对应激的反应能力均明显下降，表现为对过冷、过热、缺氧、创伤等耐受力减退，运动和体力劳动能力下降，从体力劳动中恢复所需的时间延长，使机体功能进一步降低，甚至引起疾病和死亡。

胰岛功能减退，胰岛素分泌减少，血中胰岛素水平降低，细胞膜上胰岛素受体减少，使机体对胰岛素敏感性下降，导致老年人葡萄糖耐量随年龄增高而降低，也是老年人糖尿病发病率增高的原因之一。

（七）其他

泌尿系统衰老性变化主要表现为肾脏和膀胱的组织形态改变和功能的减退。老年人容易出现尿外溢、残余尿增多、尿频、夜尿量增多等。随着年龄增长，睾丸逐渐萎缩、重量变轻、体积变小，睾丸血液供给和容积减少，精子生成障碍，有活力精子减少。

老年女性卵巢体积逐渐缩小，重量逐渐减轻，绝经后期，卵巢分泌功能几乎完全消失，血中雌激素水平日益下降；老年妇女子宫体积缩小，重量减轻，子宫内膜萎缩，腺体分泌减少，子宫韧带松弛，易发生子宫脱垂。

老年人皮肤脂肪减少，弹力纤维变性、缩短，使皮肤松弛、弹性差，出现皮肤皱纹。老年人皮脂腺减少、萎缩，皮脂分泌减少，皮肤表皮层变薄，细胞层数变少、再生缓慢，皮肤色素沉着加重。老年人皮肤中感受外界环境的细胞数减少，对冷、热、痛觉、触觉等反应迟钝。老年人皮肤的毛细血管较稀疏，因此，面部皮肤变得苍白。组织血管脆性增加，容易发生出血现象，如老年性紫癜。

老年人角膜边缘出现 1 ~ 2mm 的灰白色圈，通常称为"老年环"。这是由于动脉硬化和脂肪组织的浸润所致，但不影响视力。角膜的曲度发生变化，出现散光。眼晶状体的调节功能减弱俗称"老花眼"。晶状体发生浑浊即老年性白内障可使视力减退或失明。

另外，老年人外耳道皮肤变薄、增宽，细毛变硬密生，神经末梢日渐萎缩，耵聍易栓塞，可导致听力下降；鼓膜增厚，变浑浊、呈乳白色，周边有白环。

复习思考

1. 什么是人体发育学？

2. 儿童生长发育的规律是什么？

3. 运动发育包括哪两部分？其特点是什么？

4. 试述临床常见的异常发育及其影响因素？

5. 原始反射包括什么？

6. 简述姿势运动发育规律？

7. 简述抓握动作发育规律？

8. 视觉发育包括哪四个时期？

9. 儿童语言发育主要表现在哪些方面？

10. 婴幼儿认知功能发育顺序及特点有哪些？

模块四

康复评定

【学习目标】

1. 掌握康复评定的基本概念和常用方法。
2. 熟悉康复评定的内容及应用。
3. 了解康复评定方法的选择标准及评定时间。

项目一　概　述

一、基本概念

康复评定（rehabilitation evaluation，RE）又称康复诊断，是对病、伤、残患者功能状况及其水平进行定性、定量分析，并形成结论和功能障碍诊断的过程。康复评定分为临床评定和功能评定。临床评定指对疾病、功能障碍及临床全部资料进行综合的过程，包括患者总体身心状况及疾病症状、体征、诊断与辅助检查结果等；功能评定是描述个体能力及其受限与否的过程，既包括对身体局部单一功能评定，又包括对总体功能评定。

二、康复评定的对象及类型

（一）康复评定的对象

康复评定的对象为所有需要康复治疗的功能障碍者，对功能障碍的分析评定是康复评定的工作内容。

（二）康复评定的类型

1. 定性评定　是一种从整体上分析描述并把握评定对象功能障碍特性的评定方法，分为观察法和调查法。它收集的是反映事物质的描述性资料，而非量的资料。通过定性评定可大致判断患者是否存在功能障碍及功能障碍的性质、范围和程度。

2. 定量评定 是一种通过测量等手段获得量的资料并以数量化方式来分析说明评定对象功能障碍特性的评定方法，分为等级资料化评定和计量资料量化评定。定量评定将障碍程度用数值来进行量化，所得结论客观准确，便于进行疗效比较。

三、评定方法的评估、选择及评定时间

（一）评定方法的评估

康复评定技术和设备必须具有实用性和科学性，只有这样才能应用于实践工作中。①实用性：要求其具有临床价值，能被评定者和评定对象双方所接受。②科学性：要求其信度高、效度好、敏感度高，这是考察评定方法优劣的重要指标。

（二）评定方法的选择原则

1. 选择信度、效度高的评定方法。

2. 根据障碍专科特点选择评定方法。

3. 结合评定目的选择评定方法。

4. 结合训练方法选择评定方法。

5. 结合实际条件选择评定方法。

（三）评定时间

定期进行评定和召开评定会是康复评定的重要工作。根据时间不同，将康复评定分为初期评定、中期评定、末期评定及随访。

1. 初期评定 指首次对患者进行的评定，一般在患者来诊时或入院后即进行。其目的是发现和确定患者存在的功能障碍点、障碍水平及患者的需求，为制定康复治疗计划与方案提供依据。

2. 中期评定 指在康复治疗计划实施过程中，根据治疗和训练进展情况定期进行的再评定。一般在患者住院中期评定或根据患者康复进展情况组织多次评定。目的在于总结康复治疗计划的执行情况和康复治疗效果，为进一步修订或补充康复治疗计划提供依据。

3. 末期评定 指康复计划实施完毕时进行的总结性评定。一般在患者出院前、治疗结束时进行。其目的是与初期评定进行比较以判定疗效，提出出院总结，对遗留问题提出进一步的解决方法和建议。

4. 随访 指针对出院后回归社区、家庭的患者进行的跟踪评定与了解。其目的是了解患者的功能和能力状况，即是否仍保持着已经获得的进步或是退步、是否需要进一步治疗等。

四、康复评定的意义

1. 掌握功能障碍情况。
2. 指导制定康复治疗计划。
3. 评价康复疗效及筛选有效疗法。
4. 判断患者预后状况。
5. 评估康复投资的使用效率。

项目二 常见的康复评定方法

一、日常生活活动能力评定

（一）基本概念

日常生活活动（activity of daily living，ADL）是人们在日常生活中为了维持生存及适应生存环境而每天都在反复进行的、最基本的、最具共性的活动。

（二）日常生活活动分类

1. 躯体性或基本性日常生活活动（physical or basic ADL，PADL or BADL） 是指每日生活中与穿衣、进食、保持个人卫生、性生活等自我照顾任务和坐、站、行走等功能性移动有关的基本活动，主要反映个体较粗大的运动功能。

2. 工具性日常生活活动（instrumental ADL，IADL） 是指人们在社区独立生活所需的关键性的、较高级的技能，如家务、购买物品、管理金钱、使用交通工具等，反映个体较精细的运动功能。

（三）常用的标准化评估工具

1. 躯体性或基本日常生活活动量表

（1）Barthel 指数　此指数评定简单、灵敏度高、使用广泛，且可用于预测治疗效果、住院时间和预后。其中，分数为 40～60 分者康复效益最大，可以作为脑卒中康复治疗的首选对象。

（2）功能独立性评定（FIM）　是一种更为全面、客观反映患者日常生活活动能力的评价方法。FIM 测定的是目前实际状况，它包括运动和认知两个范畴，共 18 项内容，总分越高，表示独立性越好。

2. 工具性日常生活活动量表　IADL 主要指个体在社区中独立生活所需的高级技能，如家务劳动、沟通交流等。其评定结果反映了较精细的运动功能，适用于较轻的残疾患者。

（四）日常生活活动能力评定的方法

1. ADL 评定的步骤

（1）收集资料　研读病史，与患者家属及医护人员沟通，筛取已经完成的其他方面的评定项目，初步了解患者的功能和受限情况，也可以了解患者的 ADL 情况。

（2）初次交谈　核实病史资料，宣讲评定 ADL 的必要性及康复训练的作用，取得患者及家属的合作。

（3）应用标准评定量表　应用 ADL 标准评定量表进一步准确判定患者的 ADL 能力和残疾状况。

（4）记录和报告　详细记录评定的结果，提供 ADL 评定基线，以报告形式为康复协作组的其他成员提供有关 ADL 能力方面的信息参考。

（5）再评定和随访　对即将出院的患者或长期相对静止性残损的患者，进行再评定和随访以修订治疗目标和康复治疗方案。

2. ADL 评定的注意事项

（1）ADL 评定的最佳场所是患者的实际生活环境，也可以在 ADL 专项评定室中进行，这样可以较全面、较准确地反映患者的 ADL 能力。

（2）评定前应讲明评定的目的，以争取患者的合作，初步了解患者的基本情况，以确定其残存的功能和缺陷，以及是否需要应用 ADL 评定设备。

（3）评定时令患者先从相对简单、安全的项目做起，然后进行较困难和复杂的项目，给出指令应详细、具体，不可使患者无所适从。

（4）灵活掌握评定时间。如在通常穿衣服的时间进行穿衣技巧评定；在进餐时间评定进食情况。

（5）在评定用厕、穿衣和修饰过程中要维护患者的隐私，可通过询问方式进行信息收集。

（6）分析评定结果时应考虑生活习惯、文化素养、职业等有关影响因素。

二、肢体运动功能评定

（一）肌力评定

肌力（muscle power）评定是指徒手或运用器械评定患者肌肉或肌群主动收缩时的力量，目的是判断肌力的大小、肌力减弱的部位和程度。

1. 肌力评定方法

（1）徒手肌力检查（manual muscle testing，MMT）　是让受试者在特定的体位下完成标准动作，通过触摸肌腹、观察肌肉克服自身重力或对抗外来阻力完成动作的情况来评定受检肌肉或肌群的肌力级别。目前，徒手肌力检查的分级标准通常采用 Lovett 分级法（表 4–1）。

表 4–1 Lovett 分级法评定标准

级别	名称	标准
0	零（zero，Z）	无肌肉收缩
1	微弱（trace，T）	有轻微收缩，但不能引起关节活动
2	差（poor，P）	在减重状态下能做关节全范围活动
3	尚可（fair，F）	能抗重力做关节全范围活动，但不能抗阻力
4	良好（good，G）	能抗重力和一定阻力，做关节全范围活动
5	正常（normal，N）	能抗重力和充分阻力，做关节全范围活动

（2）器械肌力测试　肌力超过 3 级时，可以借助专门的器械进行肌力测试，从而获得明确的定量指标。根据肌肉不同的收缩方式有不同的测试方式，包括等长肌力检查、等张肌力检查及等速肌力检查。

2. 肌力评定的注意事项

（1）选择适合的测试时间　运动后、疲劳或饱餐后不宜进行 MMT 检查。

（2）测试前与患者做好沟通说明　使患者充分理解并积极合作，可做简单的预试动作。

（3）采取正确的测试姿势　测试动作应标准化，肢体运动时，被检查的肌肉附着点近端应固定，以防止某些肌肉对受试肌肉的替代动作。

（4）3 级以下不能抗重力者，测试时应将被测肢体置于去除重力体位。测试时注意左右侧对比、健侧患侧对比，应先测试健侧以确定施加阻力的大小。

（5）等长肌力检查应规定肢体标准姿势　使关节处于正确的角度，以提高测试结果的可重复性和可比性。高血压和心脏病患者忌用等长肌力检查。

（6）严重疼痛、关节活动受限、关节积液或滑膜炎、关节急性扭伤或拉伤等禁止肌力评定。

（二）肌张力评定

肌张力（muscular tension）是指肌肉在静息状态下的紧张度和肌肉被动活动时抗阻力的功能。

1. 肌张力的分类

（1）静止性肌张力　是肢体静息状态下，身体各部分肌肉所具有的张力。检查者可以通过观察肌肉外观、触摸肌肉硬度、感觉被动牵伸运动时肢体活动范围受限的程度，以及感受所受阻力的大小进行判断。

（2）姿势性肌张力　是指人体变换身体姿势的过程中所表现出的肌张力特征。检查者可以通过观察各部位肌肉或肌群的调整状态和肢体动作的协调性来判断。

（3）运动性肌张力　是指人体在完成某一动作的过程中所展现出的肌肉弹性和轻度抵抗感等肌张力特征，它是保证肌肉运动连续、平滑的重要因素。检查者可以通过评估相应关节的被动运动阻力进行判断。

2. 异常肌张力

（1）肌张力增高　是指肌张力高于正常静息水平，主要有痉挛和强直。痉挛性肌张力增高见于锥体束病变。强直多由锥体外系的损害所致，是主动肌和拮抗肌张力同时增加，使得身体相应部位活动不便及固定不动，表现为齿轮样僵硬或铅管样僵硬。

（2）肌张力低下　是指肌张力低于正常静息水平，对关节进行被动活动时感觉阻力消失的状态，常见于脑卒中软瘫期、脊髓损伤休克期、小脑病变等。

（3）肌张力障碍　是一种以肌张力损害、持续和扭曲的不自主运动为特征的运动功能亢进性障碍，多见于中枢神经系统缺陷、遗传因素、神经退行性疾患等。

在肌张力异常中，痉挛是最常见和重要的损害之一，目前痉挛的评定方法归纳起来有主观的评定方法和客观的评定方法两大类。其中主观的评定方法简便易行，临床较为常用。现在大多采用改良的 Ashworth 痉挛评定量表（表 4-2）。

表 4-2　改良的 Ashworth 痉挛评定量表

等级	标准
0 级	无肌张力的增加，被动活动患者肢体在整个范围内均无阻力
Ⅰ级	肌张力稍增加，被动活动患者肢体 ROM 终末时呈现轻微阻力
Ⅰ⁺级	肌张力轻度增加，被动活动时，前 1/2 ROM 内有轻微 "卡住" 感觉，后 1/2 ROM 内有轻微阻力
Ⅱ级	肌张力增加较明显，被动活动大部分 ROM 都有阻力，但仍能被动活动
Ⅲ级	肌张力显著增高，被动活动整个 ROM 都有阻力，活动比较困难
Ⅳ级	僵直，不能进行被动活动

3. 肌张力评定的方法及临床分级

（1）肌张力评定的方法　①病史采集：如痉挛受累的部位、痉挛的原因、痉挛的严重程度等。②视诊检查：观察患者肢体或躯体异常的状态，有无刻板样运动模式。③触诊检查：通过触摸肌肉的硬度来判断肌张力状态。④反射检查：检查是否存在腱反射亢进或消失等现象。⑤被动运动检查：依靠检查者徒手操作来感觉肌肉的抵抗，是最常用的检查方法，可发现是否存在肌张力异常，以及进行痉挛与强直的比较鉴别。

（2）肌张力临床分级　肌张力临床分级是一种定量评定方法，检查者根据被动活动肢体时所感觉到的肢体反应或阻力将肌张力分为 0 ～ 4 级（表4–3）。

表4–3　肌张力临床分级

等级	肌张力	标准
0	软瘫	被动活动肢体无反应
1	低张力	被动活动肢体反应减弱
2	正常	被动活动肢体反应正常
3	轻、中度增高	被动活动肢体有阻力反应
4	重度增高	被动活动肢体有持续性阻力反应

4. 肌张力评定的注意事项

（1）检查患者肌张力前应全面了解病情，将患侧和健侧进行比较，以便做出正确的判断。

（2）肌张力的检查应选择温暖舒适的环境，禁止在运动后、疲劳、情绪激动时进行评定。评定前，需与患者沟通说明，让患者充分暴露评定部位。

（3）评定时，检查者施加阻力的方向要尽量与肌肉牵拉的方向相反，在肌肉附着处的远端部位施力，先评健侧同名肌、再评患侧肌肉，尽量在同一体位完成所有评定项目，并准确记录疼痛、挛缩、肿胀等情况。

（三）关节活动度评定

关节活动度（range of motion，ROM）是衡量关节运动量的尺度，通过测定关节活动范围可发现关节活动有无障碍及障碍程度。

1. 关节活动度异常的原因

（1）关节本身病变　关节腔积液或积血、关节退行性病变、关节损伤、肿瘤、骨折及骨骼病损所致的疼痛等。

（2）关节外病变　关节周围软组织损伤、粘连、挛缩和肌肉痉挛等。

2. 关节活动度评定的方法

（1）测量工具　①通用量角器：主要用来测量四肢各大关节的活动度，手指关节活动测量可以用小型半圆量角器、直尺或两脚分规测量。②方盘量角器：与通用量角器相比，方盘量角器操作方便快捷、精度高，测量结果较合理。③电子仪器：它的固定臂和移动臂是两个电子压力传感器，能够较准确地测定关节活动范围，可测量单关节运动及复合关节运动。

（2）测量方法　测量时，将量角器的中心点对准待测关节的活动轴心，固定臂与构成关节的近端骨的长轴平行，移动臂与构成关节的远端骨的长轴平行。以解剖学中立位定为肢体"零"起始点；测量旋转度时以正常旋转范围的中点作为"零"起始点。随着关节远端肢体的移动，在量角器刻度盘上读出关节活动度。

（3）测量记录 记录的内容主要有关节名称、主动关节活动度、被动关节活动度、关节强直、挛缩、痉挛等。确定关节活动的起点，解剖位就是开始位，所有关节运动均从0开始向180°方向增加。

3. 关节活动度评定的注意事项

（1）检查者必须熟悉关节的解剖位、中立位和关节的运动方向，并取得患者的配合。

（2）采取正确的测试体位和检测姿势，防止邻近关节替代动作，测量时固定好量角器，轴心对准关节中心或规定骨性标志点，关节活动时要防止固定臂移动。

（3）每次测量应取相同位置，通常应先测量关节的主动活动范围，后查被动活动范围，并进行健侧、患侧比较。

（4）避免在按摩、运动及其他康复治疗后立即进行检查；关节脱位或关节损伤未愈、关节临近骨骼损伤、关节周围软组织术后早期等情况禁止或谨慎测量。

（5）在测定过程中如发现患者的关节变形、肿胀、疼痛、痉挛、挛缩等现象应予记录。

（四）平衡功能评定

平衡（balance）是指人体在不同环境和情况下维持身体稳定的能力。

1. 平衡的分类

（1）静态平衡 又称Ⅰ级平衡，指人体在无外力作用下，身体静止不动时维持身体于某种姿势的能力，如坐、站、单腿站立等。

（2）动态平衡 指运动过程中调整和控制身体姿势稳定性的能力，反映了人体随意运动控制的水平，可分自动态平衡和他动态平衡。①自动态平衡：又称Ⅱ级平衡，指人体在进行各种自主运动时能重新获得稳定状态的能力，如由坐到站的姿势转换过程的平衡。②他动态平衡：又称Ⅲ级平衡，指人体在外力的作用下身体重心发生改变时，迅速调整重心和姿势保持身体平衡的过程，如推、拉等产生反应而恢复稳定状态的能力。

（3）反应性平衡 当身体受到外力干扰而失去平衡时，人体做出保护性调整反应以维持或建立新的平衡的能力，如保护性伸展反应、跨步反应等。

2. 平衡功能评定的方法
平衡功能包括主观评定和客观评定两个方面，主观评定以临床观察和量表评定为主，客观评定需借助平衡测试仪等设备进行评定。

（1）临床观察 属于主观评定，观察被评定对象在静止状态和运动状态下能否保持平衡，可用于对具有平衡功能障碍的患者进行粗略筛选。

（2）量表评定法 利用量表评定受检者的静态和动态平衡。信度和效度较好的量表有

Fugl-Meyer 平衡反应测试、Lindmark 平衡反应测试、Berg 平衡量表测试、MAS 平衡测试和 Semans 平衡障碍分级等。

（3）平衡测试仪评定法　采用高精度的压力传感器和电子计算机技术评定躯体感觉、视觉、前庭系统对于平衡及姿势控制的作用与影响，可以定量、客观地反映平衡功能，明确平衡功能损害的程度和类型。

（五）步态分析

步态分析（gait analysis，GA）是利用力学原理、人体解剖学和生理学知识对人类行走状态进行对比分析的一种研究方法。

1. 步行参数

（1）步长　指行走时左右足跟或足尖先后着地时两点间的纵向距离，正常人平地行走时的步长为 50～80cm。

（2）步频　指单位时间内行走的步数，正常为 110～130 步／分钟。

（3）步速　指单位时间内行走的距离，与跨步长和步频有关，正常自然步速为 65～95 米／分钟。

（4）步宽　指行走时左右两足间的横向距离，正常为 5～11cm。

（5）跨步长　指同侧足跟（足尖）前后两次着地点间的距离，正常是步长的 2 倍。

（6）步幅　指行走时侧足跟（足尖）先后着地两点之间的距离，正常为 50～80cm。

（7）足偏角　指足的长轴和前进方向形成的夹角，正常约为 6.75°。

2. 步行周期
步行周期指行走过程中一侧足跟着地至该侧足跟再次着地的过程，分为支撑相和摆动相两个阶段。

（1）支撑相　又称站立相，足跟接地即进入支撑相，足趾离地进入摆动相，支撑相占步行周期的 60%。①支撑相早期：包括首次触地和承重反应，占步行周期的 10%～12%。②支撑相中期：支撑足全部着地，对侧足处于摆动期，是唯一单足支撑全部重力的时期，占步行周期的 38%～40%。③支撑相末期：指足加速蹬离的阶段，开始于足跟抬起，结束于足离地，占步行周期的 10%～12%。

（2）摆动相　又称迈步相，指足离开地面向前迈步到再次落地之间的时间，占步行周期的 40%。①摆动期早期：从支撑腿离地至该腿膝关节达到最大屈曲时，此阶段主要目的是使足底离开地面，以确保下肢向前摆动时足趾不为地面所绊，占步行周期的 13%～15%。②摆动期中期：膝关节最大屈曲摆动到小腿与地面垂直时，该期的主要目的是保持足与地面间的距离，占步行周期的 10%。③摆动期末期：指迈步结束，足落地之前阶段，即与地面垂直的小腿向前摆动至该侧足跟再次着地之前，占步行周期的 15%。

3. 步态分析的方法

（1）定性分析法　是评定人员目测观察患者行走过程，通过与正常步态的对比并结合病理步态的特点而做出步态分析的定性结论，是目前步态分析中最常用的方法。

（2）定量分析法　是评定者借助器械或专门设备对步态进行运动学和动力学的分析，目前临床常用方法包括足印法、足开关等。

4. 常见病理步态　临床常见的病理步态有短腿步态、臀大肌步态、臀中肌步态、股四头肌步态、小腿三头肌步态、胫前肌步态、偏瘫步态、剪刀步态、慌张步态、蹒跚步态等。

（六）协调功能评定

协调（coordination）是指人体产生平滑、准确、有控制的运动的能力，包括按照一定的方向和节奏，采用适当的力量和速度，达到准确的目标等几个方面。协调评定主要是判断有无协调障碍，为制定治疗方案提供客观依据。协调功能评定的方法主要是从交互动作、协同性、准确性三方面观察被测试对象在完成指定的动作中有无异常。具体评定方法包括轮替试验、指鼻试验、握拳试验、拍膝试验、旋转试验等。上述试验主要观察动作的完成是否直接、精确，时间是否正常，在动作的完成过程中有无辨距不良、震颤或僵硬，增加速度或闭眼时有无异常。

三、心肺功能评定

心肺功能包括人体摄氧及转化氧气成为能量的能力，整个过程涉及心脏泵血、肺摄氧及气体交换的能力、血液循环系统携氧至全身各部位的效率，以及肌肉利用氧的能力。

（一）心功能评定

心脏功能是指以适当或所要求的量和压力将血液泵出流到全身的功能，侧重心功能容量的测定，主要采用心电运动试验评定。心电运动试验是以心电图为主要检测手段，通过逐步增加运动负荷，用试验各期心电图、症状及体征的反应来判断心肺功能的试验方式。

1. 心电运动试验分类

（1）极量运动试验　是指运动到筋疲力尽或主观最大运动强度的试验，一般用于正常人和运动员最大运动能力的研究。

（2）症状限制性运动试验　是主观和客观指标结合的最大运动量试验，以运动诱发呼吸或循环不良的症状和体征、心电图异常及心血管运动反应异常作为运动终点，适用于诊断冠心病、评估心肺功能和体力活动能力、制定运动训练方案等。

（3）低水平运动试验　是指以预定较低水平的运动负荷、心率、血压和症状为终止指标的试验方法，通常以患者可耐受的速度连续步行200m作为标准，适用于急性心肌梗死后或病情较重者的患者出院前评定。

2. 心电运动试验方法

（1）平板运动试验方法　患者在带有能自动调节坡度和转速的活动平板上，按预先设计的运动方案，在一定时间内提高预定的斜率和（或）速度以逐渐增加其心率和心脏负荷，最终达到预期的运动目标。Bruce方案为变速变斜率运动，是目前最常用的方案。

（2）踏车试验方法　患者取坐位或卧位，运用功率自行车进行踏车运动。本方法可随时调整运动负荷量，观察机体做功负荷量。踏车试验运动方案一般参照运动平板试验方案。

（3）手摇车试验方法　其原理与踏车运动相似，将下肢踏车改为上肢摇车，常用于下肢运动功能障碍者。

3. 心电运动试验的应用　心电运动试验常用于冠心病的辅助诊断、冠状动脉病变严重程度及预后的评估、心律失常的鉴定、心功能及体力活动能力和残疾程度的判定、指导临床康复治疗、评定运动锻炼和康复治疗的效果等。

（二）肺功能评定

肺功能评定主要包括主观呼吸功能障碍感受分级和客观检查，通过测定，有助于定性诊断肺功能障碍，并提供相应的定量数据。

1. 肺功能评定的内容

（1）静息肺功能　在静息状态下，对受检者的肺通气功能和肺换气功能进行测定和评估。

（2）运动气体代谢测定　又称呼气分析运动试验，是指在运动过程中连接心电图和呼吸气体分析系统，测定通气量及呼出气中氧和二氧化碳的含量，并依此推算出吸氧量、二氧化碳排出量等各项气体代谢的参数。

（3）其他检查内容　呼吸调节功能、气道反应性测定、肺血流量测定等。

2. 肺功能评定的适应证　肺功能评定适用于慢性阻塞性肺疾病、支气管哮喘、间质性肺病、胸腹部外科手术术前评估、呼吸困难原因的鉴别等。

3. 肺功能评定的指标

（1）肺容量　是呼吸道与肺泡的总容量，反映外呼吸的空间。胸肺部疾患引起呼吸生理的改变常表现为肺容量的变化。评定肺容量常用指标包括潮气量（VT）、补吸气量（IRV）、补呼气量（ERV）、残气量（RV）、深吸气量（IC）、肺活量（VC）、功能残气量（FRC）和肺总量（TLC）等。

（2）肺通气量　是指单位时间进出肺的气量，显示时间与容量的关系，并与呼吸幅度、用力大小有关，是反映肺通气功能的动态指标。常用指标包括每分通气量（VE）、肺泡通气量（VA）、最大自主通气量（MVV）、气速指数（AVI）、通气储量百分比（VR%）、用力呼气量（FEV）等，其中以用力呼气量最为常用。

（3）肺换气功能　①弥散功能是肺换气功能的重要组成部分及主要测定指标，目前临床上主要应用一氧化碳（CO）进行弥散测定，多用一口气法。②血气分析是肺功能的重要指标，引起肺通气和（或）换气功能下降的任何因素都可能引起血气分析的异常，而血气分析异常则说明病者的呼吸功能已处于失代偿状态，常与酸碱平衡一并分析。

（4）有氧代谢能力 是通过呼吸气体分析，推算体内气体代谢情况的一种动态评定方法，可综合反映心肺功能状态和体力活动能力，常用指标包括最大摄氧量（Vo_2max）、代谢当量（MET）、无氧阈（AT）等。

四、言语与吞咽障碍评定

言语 – 语言障碍是指构成语言的听、说、读、写四个主要功能受损，出现包括言语交流能力的障碍，言语功能评定是对言语障碍的性质、类型、病因及严重程度进行的评价；吞咽障碍是指各种原因所致的食物不能经口、咽、食管运送到胃，通常表现为咀嚼困难、易发生呛咳、进食障碍和发音困难，吞咽障碍的评定主要用于吞咽障碍的筛查、发生原因分析、确定有无误咽危险等。

（一）失语症评定

失语症是由脑部损伤使原已获得的语言能力受损或丧失的一种语言障碍综合征，表现为语言的表达和理解能力障碍，是最常见的言语障碍之一，多见于脑卒中、颅脑损伤、脑部肿瘤、脑组织炎症等患者。

1. 失语症症状

（1）听觉理解障碍 包括语音辨析障碍、语义理解障碍、听语记忆广度障碍等。

（2）口语表达障碍 包括找词困难、语音障碍、命名障碍、杂乱语、复述障碍等。

（3）阅读障碍 包括形音义失读、阅读障碍、阅读理解障碍等。

（4）书写障碍 包括书写不能、构字障碍、镜像节写、象形书写、错与书写等。

2. 失语症分型

（1）外侧裂周围失语综合征 包括运动性失语、感觉性失语和传导性失语。

（2）分水岭区失语综合征 包括经皮质运动性失语、经皮质感觉性失语、经皮质混合性失语。

（3）完全性失语。

（4）命名性失语。

（5）皮质下失语综合征 包括丘脑性失语和基底核失语。

3. 失语症评定方法 国际常用的评定方法是波士顿诊断性失语症检查（Boston diagnostic aphasia，BDAE）和西方失语症成套测验（western aphasia battery，WAB），国内常用的是汉语标准失语症检查和汉语失语成套测验。

（二）构音障碍评定

构音障碍评定（dysarthria evaluation）是通过发音器官的形态和粗大运动检查来确定构音器官是否存在器官运动异常和运动障碍。

1. 构音障碍分类

（1）运动性构音障碍　是由于神经肌肉病变，与构音有关的肌肉无力、肌张力增高或运动不协调所致，分为痉挛型构音障碍、弛缓型构音障碍、运动过弱型构音障碍、运动过强型构音障碍、混合型构音障碍。

（2）器质性构音障碍　是指由于构音器官的形态结构异常而导致的言语障碍。造成构音器官形态结构异常的原因有先天性唇腭裂、先天性面裂、巨舌症、齿列咬合异常等。

（3）功能性构音障碍　是指错误构音呈固定状态，即构音器官无形态异常和运动功能异常，听力在正常水平，一般通过构音训练可以完全治愈。

2. 构音障碍的评定方法

（1）构音器官检查　首先观察安静状态下患者的构音器官状态，然后检查者发出指令或做示范动作，让患者执行或模仿，观察并评定患者构音器官是否存在形态异常或运动障碍。如果有构音障碍，评定内容包括构音障碍的部位、程度和性质，构音器官运动的速度、范围、力量及精确性。当前常用的是 Frenchay 构音障碍评定法。该测验检查内容包括反射、呼吸、唇、颌、软腭、喉、舌等方面评定构音器官运动障碍的严重程度。

（2）构音检查　以普通话语音为标准音，结合患者的语言水平及其异常运动障碍，通过会话、单词检查、音节重复检查、文章水平检查、构音类似运动检查等对其构音情况进行系统评定。

（三）吞咽功能评定

吞咽功能评定的目的在于发现和明确是否存在吞咽障碍，找出吞咽障碍的原因，提供吞咽障碍的解剖生理学依据，分析患者误咽的危险因素，判断吞咽障碍程度及代偿能力，为制定康复治疗目标和治疗方案提供依据。

1. 吞咽障碍分类

（1）器质性吞咽障碍　是指吞咽通道的解剖结构出现异常，导致饮食物通过时受到阻碍。

（2）功能性吞咽障碍　主要因中枢神经系统疾病、末梢神经障碍及肌肉病变导致与吞咽功能有关的肌群无力甚至瘫痪。

2. 吞咽功能评定

（1）反复吞咽唾液测试　主要用于吞咽障碍的筛查。患者取坐位，检查者将手指放于患者喉结及舌骨处，嘱患者做迅速地反复吞咽唾液的动作，观察 30 秒内完成的次数和活动度。健康成人至少完成 5 次。

（2）饮水试验　患者坐位，饮入 30mL 温水，观察并记录饮水时有无呛咳等状况。

（3）摄食 - 吞咽过程评定　按照摄食 - 吞咽的几个阶段，通过进食情况、咀嚼运动、食团运送的情况等内容评定各阶段出现的问题。

（4）特殊检查评定　借助影像学、超声等手段对吞咽功能进一步评估。

知 识 链 接

吞咽障碍相关疾病

1. 神经系统疾病　包括脑血管疾病、颅脑外伤、神经变性疾病、延髓、脊髓损伤、神经肌肉接头疾病等。

2. 非神经系统疾病　包括头颈部肿瘤、食管及贲门肿瘤、咽喉部炎症性疾病、食管炎、食管溃疡、癔病等。

五、感知、认知功能与心理功能评定

（一）感知、认知功能障碍筛查

在评定患者认知功能障碍之前应首先确定患者有无意识障碍。意识障碍是指人体对周围环境及自身状态的识别和觉察能力出现障碍，目前判断意识障碍程度的通用国际量表是 Glasgow 昏迷量表。确定患者意识清楚后，可通过简明精神状态检查和认知功能筛查量表进行认知功能筛查，初步判断患者可能存在的认知功能障碍，再选择专门的评测方法进行具体评定。

1. Glasgow 昏迷量表（GCS）　GCS 的应用领域从最初的用于颅脑外伤后昏迷的评估到各种原因导致的各个学科的意识障碍的评定，是目前世界上使用最广的意识障碍评定量表。GCS=E 分 +M 分 +V 分，最高分为 15 分，最低分为 3 分。8 分以下为重度损伤，预后差；≤ 8 分提示有昏迷；≥ 9 分提示无昏迷；9 ～ 11 分为中度损伤，≥ 12 分为轻度损伤。患者只有在 GCS 评分达到 15 分时才有可能配合检查者进行认知功能评定（表 4-4）。

表 4-4　Glasgow 昏迷量表（GCS）

评分项目	患者反应	得分
睁眼反应（E）	任何刺激无睁眼反应	1
	疼痛刺激睁眼	2
	闻声睁眼	3
	有目的和自发性睁眼	4
语言反应（V）	任何刺激无语言反应	1
	言语模糊不清，字意难辨	2
	用字不当，但字意可辨	3
	能说话，但不能回答上述问题	4
	能准确回答时间、地点、人物等定向问题	5

续表

评分项目	患者反应	得分
运动反应（M）	对疼痛刺激无反应	1
	疼痛刺激时肢体过伸（去大脑强直）	2
	疼痛刺激时肢体过屈（去皮质强直）	3
	对疼痛刺激有肢体退缩反应	4
	对疼痛刺激能定位	5
	可按指令动作	6

2. 简明精神状态检查（MMSE） 是临床认知功能状态评定常用的量表之一。检查用时 5 ~ 10 分钟，包含 30 项内容，每项 1 分，满分 30 分。评定标准：文盲 < 17 分；小学文化程度 < 20 分；中学以上文化程度 < 24 分。在标准分数以下者考虑存在认知功能障碍，需做进一步检查。

3. 认知功能筛查量表（CASI） 与 MMSE 检查相似，检查内容主要有定向、注意、心算、瞬时记忆、短时记忆、结构模仿、语言、概念判断等，检查时间 15 ~ 20 分钟，总分 30 分，≤ 20 分为认知功能异常。

（二）感知、认知功能专项评定

1. 记忆功能评定 记忆功能是人脑的基本认知功能之一。脑损伤、情绪、人格障碍患者常出现记忆功能障碍。记忆功能评定量表较多，分为单项记忆测验和成套记忆测验，标准化成套记忆测验较为常用的有韦氏记忆测验法、临床记忆测验法等。

2. 注意功能评定 注意是一种重要的认知功能，几乎对认知功能的所有方面均有影响。由于患者受累的部位不同，注意障碍亦有不同的临床表现，如觉醒状态低下、分配注意障碍、转移注意障碍。注意障碍的评定没有成套测试，可以根据需要选用单项评定方法，如视觉注意力测试、听觉注意力测试等。

3. 失认症评定 失认症是指在没有出现感官功能不全、智力异常、意识障碍、注意障碍的情况下，不能通过器官认识身体部位和熟悉物体的一类症状，包括视觉失认、听觉失认、触觉失认和身体失认等。评定时可根据失认症的情况选用相应的单项评定方法。

4. 失用症评定 失用症是指人体在具有健全的肌力和完整的神经支配情况下，无法顺利完成有目的的动作，丧失已获得的、熟练的正常运动，包括意念运动性失用、意念性失用、结构失用、穿衣失用等。评定时可根据失用症的情况选用相应的单项评定方法。

（三）心理功能评定

心理功能评定是通过各种心理测验方法对患者的心理特征进行量化概括和推断，了解伤病引起的精神和心理上的变化，明确心理异常的范围、性质、程度和对其他功能的影响，为制定或调整康复计划提供重要依据。

1. 智力测验 是通过客观科学的测验形式将个体智力数量化的一种方法，常用于脑卒中、脑外伤及老年变性脑病等疾患的智力评估。目前，比较有代表性的智力测验量表是韦氏智力量表，我国学者根据我国国情将该量表修订为中国韦氏成人智力量表（WAIS-RC）、中国韦氏幼儿智力量表（C-WYCSI）和中国韦氏儿童智力量表（WISC-CR）。

2. 人格测验　是利用心理测验方法测试个体在一定情境下表现出来的典型行为和情绪反应。人格测验是心理功能评定的重要内容之一，常用的人格测验方法有问卷法和投射法。问卷法多采用艾森克人格问卷（EPQ）、新版明尼苏达多相人格问卷（MMPI-2）；投射法常用的有洛夏墨渍测验、主题统觉测验等。

3. 情绪测验　情绪功能障碍可对康复治疗产生极其不良的影响，以致难以达成患者重返社会的目标，对于存在情绪问题的患者可进行情绪测验。目前针对焦虑、抑郁情绪，常采用汉密尔顿焦虑量表（HAMA）、汉密尔顿抑郁量表（HAMD）、焦虑自评量表、抑郁自评量表等。

复习思考

1. 异常肌张力有哪些形式？临床表现如何？
2. 步行周期各个期项如何界定？
3. 平衡分为哪几类？
4. 试阐述平板运动试验方法？
5. 失语症的分型有哪些？
6. 如何使用 Glasgow 昏迷量表评定意识障碍？

模 块 五

疾病康复

项目一　概　述

一、基本概念

疾病康复（disease rehabilitation）是对各类伤病所致的功能障碍进行康复评定，有针对性地制定康复治疗计划，并运用各项康复治疗技术进行全面治疗，减少病、伤、残者的身心功能障碍，发挥病、伤、残者的最高潜能，最大程度恢复其健康水平的一门学科。随着康复医学的发展和临床技术的不断开发和应用，疾病康复分类逐渐细化，如临床较常见的有神经系统疾病康复、骨骼肌肉系统疾病康复、心肺和代谢疾病康复、恶性肿瘤康复、烧伤康复、精神疾病康复等。

二、常见疾病

（一）神经系统疾病

常见的神经系统疾病包括脑卒中、颅脑损伤、脊髓损伤、脑性瘫痪、周围神经损伤、阿尔茨海默病、帕金森病等。

1. 脑卒中　又称脑血管意外，是由各种脑血管源性病变引起的，急性起病、发展迅速且出现持续性（≥ 24h）局灶性或弥漫性脑神经功能缺损或引起死亡的临床综合征。临床表现为头痛、头晕、意识障碍等脑部症状和引起偏瘫、失语、认知障碍等功能障碍。脑卒中按其病理性质可分为缺血性卒中和出血性卒中两大类，缺血性卒中包括脑血栓形成、脑栓塞和腔隙性脑梗死；出血性卒中包括脑出血和蛛网膜下腔出血。

2. 颅脑损伤 是外界暴力对头部造成的损伤，常与身体其他部位的损伤复合存在。颅脑损伤主要分为头皮损伤、颅骨损伤与脑损伤，这三种情况既可单独发生，也可同时存在。脑损伤患者大多会遗留意识、认知、情绪情感、运动、感觉、言语等功能障碍。

3. 脊髓损伤 是指由于各种原因引起脊髓结构与功能的损害，从而造成损伤水平以下脊髓功能障碍，主要涉及运动、感觉、自主神经功能。脊髓损伤是一种严重的致残性损伤。根据损伤部位，颈脊髓损伤而造成的四肢瘫痪称为四肢瘫；胸段以下脊髓损伤造成下肢或躯干的瘫痪称为截瘫。根据损伤程度的轻重可分为不完全瘫痪和完全瘫痪。

4. 脑性瘫痪 简称脑瘫，又称 little 病，是指出生前至出生后 1 个月内在大脑发育时期由于各种原因所导致的非进行性、永久性的脑损伤综合征，主要表现为中枢性运动障碍和姿势异常，同时常伴有智力障碍、精神发育迟滞、癫痫、感知觉障碍、语言、摄食及其他障碍等。因损伤部位和程度的不同，瘫痪的表现也不相同。

5. 周围神经损伤 是指由外伤、感染、缺血、代谢障碍、营养缺乏、铅和酒精中毒等引起的周围运动神经、感觉神经和自主神经的结构和功能障碍。一般习惯将炎症性质的病变称为周围神经炎；将因营养、代谢、中毒等导致的周围病变称为周围神经病；将外力作用的损伤称为周围神经损伤。

6. 阿尔茨海默病 即老年痴呆，是发生于老年和老年前期、以进行性认知功能障碍和行为损害为特征的中枢神经系统退行性病变。临床上表现为记忆力障碍、失语、失用、失认、视空间能力损害、抽象思维和计算力损害、人格和行为的改变等。

7. 帕金森病 是中老年常见的神经系统变性疾病，也是中老年人最常见的锥体外系疾病。临床特征为静止性震颤、运动迟缓、肌强直和姿势步态异常等。

知 识 链 接

帕金森病

帕金森病根据病因不同分为原发性帕金森病和继发性帕金森病，后者又称帕金森综合征，多由脑血管疾病、感染、药物影响、中毒及其他神经系统变性疾病继发引起。原发性帕金森病的病因目前认为与年龄老化、遗传易感性和环境毒素的接触等综合因素有关。主要病理改变为脑部含色素神经元变性丢失，如黑质的多巴胺能神经元、蓝斑核的去甲肾上腺素能神经元等。病变部位神经细胞变性、空泡形成和黑色素缺失，其中黑质破坏最严重，残留神经元胞浆中出现嗜酸性包涵体，伴不同程度的胶质增生，蓝斑核、中缝核、迷走神经背核等部位程度较轻。

（二）骨骼肌肉系统疾病

骨骼肌肉系统疾病主要包括骨折、颈椎病、腰椎间盘突出症、肩周炎、关节炎、截肢、运动损伤、手外伤、骨质疏松、关节置换术、软组织损伤等。

1. 颈椎病　是指由于颈椎椎间盘组织退行性改变及其继发病理改变累及其周围组织结构，从而引起的一系列临床症状和体征。临床常表现为颈背疼痛、手指发麻、上肢无力、行走困难、下肢乏力、头晕、恶心、呕吐等。

2. 腰椎间盘突出症　是指腰椎间盘的纤维环破裂、髓核组织突出，压迫、刺激相应水平的一侧或双侧腰骶神经根所引起的一系列症状和体征。临床可见腰臀部疼痛、下肢放射性疼痛、感觉障碍、肌力下降、腰部活动受限等。

3. 肩周炎　又称肩关节周围炎，俗称冻结肩、五十肩、漏风肩、凝肩等，是指肩关节周围组织包括肌肉、肌腱、滑囊及关节囊的慢性损伤性炎症，以肩部疼痛和活动受限为主要症状。

4. 关节置换术　是指采用金属、高分子聚乙烯、陶瓷等材料制成人工关节假体，对重度关节炎、关节严重退变、关节功能毁损等关节进行替代和置换，目的是缓解疼痛、矫正畸形、恢复和改善关节的运动功能，重建一个无痛、稳定、接近正常的关节。

5. 截肢　是将已经失去生存能力、危及患者生命安全或已丧失生理功能的肢体切除，以挽救患者生命，其中经关节面的截肢称为关节离断。

6. 手外伤　是指由于工农业机械生产的日益广泛，人们在生活中应用机械、电器等产品增多，由各种意外所造成的手部损伤。

7. 骨质疏松症　是一种以骨量减少，骨组织微结构破坏，导致骨强度降低、骨脆性增加，易发生骨折为特征的全身性骨病。该病多见于绝经后妇女和老年男性。

8. 运动损伤　是指在体育运动过程中发生的损伤，包括身体各个部位的损伤，如颅脑、五官、心胸、腹部、躯干和四肢等。随着人们生活水平的大幅度提高，各种竞技体育、全民健身和休闲体育得到广泛开展，运动损伤的发生呈明显上升趋势。运动损伤的特点是小创伤多，严重创伤少，其中骨折、关节脱位等急性严重的损伤仅占运动损伤的3%，而大量的损伤为韧带、肌肉、肌腱、关节和关节软骨等组织的损伤。

（三）心肺和代谢疾病

常见的心肺和代谢疾病有高血压、冠心病、充血性心力衰竭、慢性阻塞性肺疾病、糖尿病和肥胖症等。

1. 高血压 高血压是以收缩压和（或）舒张压增高为主要特征的临床综合征，可伴有心、脑、肾等器官的功能或器质性损害，通常在收缩压 ≥ 140mmHg 和（或）舒张压 ≥ 90mmHg 时认定为高血压。高血压分为原发性高血压和继发性高血压。原发性高血压是指由于动脉血管硬化及血管运动中枢调节异常造成的动脉血压持续性增高的一种疾病；继发性高血压是继发于某些确定的疾病或病因引起的高血压。

2. 充血性心力衰竭 充血性心力衰竭是指心肌收缩力减弱或舒张功能障碍，心排血量减少，不能满足机体组织细胞代谢需要，同时静脉回流受阻，静脉系统淤血，引发血流动力学、神经体液的变化，从而出现一系列的症状和体征，临床以呼吸困难、体液潴留、乏力等为典型表现。根据发展过程，可分为急性和慢性心力衰竭。

3. 肥胖症 肥胖症是指当人体摄入热量多于消耗热量时，多余热量以脂肪形式储存于体内，其量超过正常生理需要量，从而逐渐演变为一组能量过剩状态的代谢综合征，临床以肥胖为主要表现。

（四）其他疾病

1. 肿瘤 是指机体在各种致瘤因素作用下，局部组织的细胞基因突变导致异常增生所形成的局部肿块。根据肿瘤的生物学特性及其对机体的危害性，将肿瘤分为良性肿瘤和恶性肿瘤两大类。良性肿瘤容易清除干净，一般不转移、不复发，对器官、组织只有挤压和阻塞作用；恶性肿瘤又称癌症，早期即可发生浸润和转移，侵犯、破坏邻近的组织和器官的结构和功能，引起坏死出血合并感染，疗效较差。

2. 烧伤 是由于热力、电能、放射线等作用于人体所造成的组织损伤，以热烧伤最常见。其他因子所致的烧伤则冠以病因称之，如电烧伤、化学烧伤等。烧伤后常发生功能障碍，其程度取决于烧伤面积、部位及程度。

3. 精神疾病 是指人体大脑功能发生紊乱，导致认知、情感、意志和行为等精神活动出现不同程度的各种类型障碍的一类疾病。

三、常见病证

常见病证有疼痛、压疮、痉挛、挛缩、吞咽障碍、膀胱直肠功能障碍、智力 – 精神障碍及盆底功能障碍性疾病等。

1. 疼痛 国际疼痛研究协会将疼痛定义为"是一种与现存或潜在的组织损伤有关的或可用损伤来描述的一种不愉悦的感觉和情感体验"，包括痛觉和痛反应。痛觉是指存在躯体某一部位的厌恶和不愉快的感觉，表现为痛苦、焦虑等；痛反应是指机体对疼痛刺激产生的一系列生理病理反应，例如血压升高、心率加快等。在临床上根据持续时间分为急性疼痛和慢性疼痛。

2. 压疮　是指局部组织长时间受压，最终引起血液循环障碍，导致局部不同程度的缺血性溃疡和组织坏死。压疮不仅发生在长期卧床的患者受压部位，对于行动不便、长期使用轮椅者，以及使用辅助器具者的受压部位，都可能发生压疮。根据压疮病变发展的不同阶段，可分为四期：

（1）淤血红润期　淤血红润期为压疮初期，受压的局部皮肤出现红、肿、痛或麻木，但皮肤表面无破损，为可逆性改变。

（2）炎性浸润期　红肿部位继续受压，血液循环仍旧得不到改善，静脉回流受阻，受压皮肤表面颜色转为紫红，皮下产生硬结，表皮出现水疱。水疱极易破溃，显露出潮湿红润的创面，患者感觉疼痛。

（3）浅度溃疡期　静脉回流受阻进一步加重，局部淤血导致血栓形成，组织缺血缺氧，浅层组织坏死，形成浅度溃疡，若继发感染，则局部出现脓性分泌物。

（4）坏死溃疡期　坏死溃疡期为压疮严重期，组织进一步坏死，脓性分泌物增多，有臭味。正常组织与坏死组织明显分离，溃疡向周围组织及深部扩展，可达到骨膜或关节，如细菌侵入血液循环可引起败血症，造成全身性感染，危及患者生命。

3. 痉挛　是中枢神经系统损害后出现的肌肉张力异常增高，是因牵张反射兴奋性增高所致的以速度依赖性肌肉张力增高为特征的运动障碍，伴有腱反射的亢进。临床上可表现为肌张力增高、腱反射活跃或亢进、阵挛、运动协调性降低等。

4. 挛缩　是外伤、手术或疾病等各种原因需长期制动所导致的关节周围的软组织、肌肉、韧带和关节囊等失去原有弹性，引起关节的主动和被动活动范围受限。其临床表现主要为肌张力高、关节畸形、关节活动度差。常见于骨骼、关节和肌肉系统损伤及疾病后，如各种类型的神经瘫痪、烧伤、长期坐轮椅或卧床及老年人等。

5. 膀胱、直肠功能障碍　是指控制膀胱或肠道的中枢神经或周围神经发生病变后导致的排尿或排便功能障碍，最终表现为尿失禁或尿潴留、大便失禁或排便困难的疾病。多数情况下膀胱和直肠控制障碍可同时存在。

6. 智力－精神障碍　是指大脑功能失调，导致认知、情感、意志和行为等精神活动出现不同程度障碍的疾病。精神疾病可给患者造成精神残疾，致使其生活能力、学习能力、社会交往能力等出现障碍，甚至完全丧失。

7. 盆底功能障碍性疾病　又称盆底缺陷或盆底支持组织松弛，是由于各种病因如退化、妊娠、分娩、手术、创伤等因素，导致盆底支持变薄，进而引发盆腔器官的位置和功能异常，主要表现为盆腔器官脱垂或膨出、压力性尿失禁、生殖道瘘及性功能障碍等。

项目二　常见疾病康复治疗

一、骨折

（一）骨折概述

骨折（fracture）是指骨或骨小梁的完整性受到破坏，或骨的连续性发生部分或完全中断。若骨骼本身已有病变，在遭受外力时发生骨折，称为病理性骨折。临床上常表现为畸形、活动异常、骨摩擦音和骨摩擦感等典型体征。骨折后的康复是在骨折复位和固定的基础上，针对肢体的功能障碍，采取相应的康复治疗，从而促进骨折的愈合，恢复肢体的功能，避免发生因固定而导致的肌肉萎缩、关节挛缩和肢体功能障碍，以适应日常生活、学习和工作。骨折可伴有疼痛、局部肿胀、淤斑和功能障碍，常需借助 X 线摄片检查确诊。

（二）骨折的康复评定

骨折的康复评定主要是评估上肢和下肢的功能是否正常。主要的评定内容包括骨折情况的评定，关节活动度的评定，采用徒手肌力 Lovett 分级法等进行肌力评定，检查肢体长度及围度，检查浅感觉、深感觉和复合感觉，评定日常生活活动能力。

（三）骨折的康复治疗

1. 运动疗法　运动疗法包括肢体的被动运动、辅助运动、主动运动和抗阻力运动等，是消除肢体水肿的最有效、最可行的方法。

（1）患肢肌肉等长收缩　骨折复位固定后应遵循动静结合的原则，待病情稳定后应进行患肢固定肌的等长收缩训练，以恢复肌肉的活动。每日训练 2 ～ 3 次，每次训练量应以不引起肌肉疲劳为度，时间为 5 ～ 10 分钟。

（2）进行未固定关节的伸屈活动　固定稳定后即可行患肢的运动训练，以促进肢体血液循环及增加骨折端的轴向生理压力，有利于消除肿胀、促进骨断端愈合，并可防止关节挛缩畸形。

（3）关节面骨折的训练　因关节面骨折常遗留严重的关节功能障碍，为了减轻障碍程度，固定 2 ～ 3 周后，在保护下行受损关节不负重的主动运动，以扩大关节活动范围。

2. 作业疗法　作业治疗侧重于恢复患者的认知、操作和生活自理能力。骨折整复固定后，待患者全身状况和局部伤口条件许可，骨折断端稳定，即可开始作业治疗。

3. 物理因子治疗

（1）电疗法　采用适当的低频或中频电刺激病变的神经、肌肉，使之兴奋，发生收缩反应，这种收缩可促进局部血液循环，改善肌肉营养，抑制肌肉纤维化，锻炼肌肉。在操作时应根据病变的性质选择针对性强的治疗电流。

（2）短波疗法　这类高频电疗法可以明显改善血液循环，减少组织渗出，消除无菌性炎症，有利于消肿。

（3）红外线疗法　红外线疗法的热作用浅，主要在皮肤浅层，但是通过神经反射和体液机制，可使肌肉和皮下组织升温，具有解除肌肉痉挛和降低纤维结缔组织张力的作用。

（4）超声波疗法　对局部组织细胞有微小的按摩及发热、理化作用，从而增强半透膜的弥散过程，加强渗透、改善血液循环和组织营养。

二、软组织损伤

（一）软组织损伤概述

软组织损伤（soft tissue injury）是由各种外力或长期慢性劳损等原因所造成的皮肤、皮下浅深筋膜、肌肉、肌腱等软组织的损伤。软组织损伤多发于肩部、肘部、膝部和足踝部，常出现疼痛、肿胀、关节活动受限等障碍。临床可分为急性软组织损伤和慢性软组织损伤。急性软组织损伤时，患者常感受伤部位有响声或有组织突然"撕裂"感、局部疼痛、活动障碍；慢性软组织损伤可见患部酸痛、胀痛、刺痛或灼痛。

（二）软组织损伤的康复评定

软组织损伤的康复评定包括采用关节量角器测量法等评定关节活动度、采用 Lovett 分级法等评定肌力、检查肢体长度及其周径、检查感觉功能、采用 RLA 步态观察分析、日常生活活动能力的评定。

（三）软组织损伤的康复治疗

康复治疗是软组织损伤尤其是慢性损伤的最主要的治疗措施。康复治疗的主要方法包括手法治疗、理疗、局部注射封闭疗法、运动疗法、针灸疗法等。其目的是消肿、止痛、消炎、预防及控制感染，促进组织愈合，减少粘连及瘢痕，最终恢复功能。

1. 颈部扭伤的康复治疗　颈部扭伤又称落枕，多因睡眠中颈部姿势不当，颈部蜷曲、斜枕，加之受凉刺激而使颈肌显著痉挛。患者醒后患侧颈痛明显，广泛压痛，呈强迫斜颈位，活动严重受限。

（1）手法治疗　根据病情可采用滑动按摩法、颈部牵引按摩法、旋转推拿手法等进行治疗。

（2）物理治疗　可采用红外线透热疗法、电兴奋疗法、低频脉冲疗法等。

（3）其他方法　局部注射封闭、针灸等。

2. 肩袖损伤的康复治疗　肩袖损伤多为运动创伤，由冈上肌、冈下肌、小圆肌及肩胛下肌肌腱构成肩袖。此损伤包括肩袖肌腱损伤和肩峰下滑囊炎，可有急性或慢性表现。肩袖损伤的主要症状是肩痛、活动受限、肌痉挛及萎缩。其特征为肩关节被动或主动外展60°～ 120°时疼痛，外旋时加重；但外展大于 120°时疼痛减轻或消失。

（1）急性期治疗　主张制动、休息和局部封闭，并采用温热剂量的超短波、微波等理疗方法治疗。

（2）慢性期治疗　多采用运动疗法、碘离子导入疗法，少数治疗无效者可考虑手术治疗。

三、骨关节炎

（一）骨关节炎概述

骨性关节炎（osteoarthritis，OA）是一种最常见的关节疾病，也称退行性关节病、骨性关节病或增生性关节炎。其特征是关节软骨发生原发性或继发性退行性改变，并在关节边缘形成骨赘。其临床表现主要是关节疼痛、肿胀、关节变形和渐进发展的功能障碍，并可导致心理和情绪的异常，严重者可造成残疾。多发于中老年人，女性略多于男性。其患病率随年龄增长而增加：60 岁以上人群患病率可达 50%；75 岁以上人群达 80%；该病的致残率可高达 53%。骨关节炎好发于负重大、活动多的关节，如膝、脊柱、髋、踝、手等部位。

（二）骨关节炎的康复评定

骨关节炎的康复评定包括 ROM 测定关节活动度、采用视觉模拟评分法（VAS）进行疼痛评定、检查肢体围度、采用徒手肌力检查和器械检查法进行肌力评定、采用足印法或步态分析评定步态、采用 Barthel 指数评估日常生活活动能力。

（三）骨关节炎的康复治疗

1. 急性期患者疼痛明显，患者不宜进行任何负重活动，宜卧床休息。

2. 骨性关节炎急性期后和慢性骨性关节炎者应重视肌肉力量的训练，预防肌肉萎缩，可采用等长运动、等张运动等运动疗法。

3. 可根据患者情况采用不同的理疗方法，如低频电疗法、磁热疗法、红外线疗法等，可促进血液循环、缓解疼痛。

4. 可利用夹板、矫形器预防和矫正由于关节炎引起的关节畸形、挛缩等，减轻关节负荷。

四、冠状动脉粥样硬化性心脏病

（一）冠心病概述

冠状动脉粥样硬化性心脏病（coronary atherosclerotic heart disease）简称冠心病，是指冠状动脉壁脂质沉积形成粥样硬化斑块，逐渐形成血栓，造成冠状动脉管腔狭窄甚至阻塞，导致心肌缺血缺氧甚至坏死。主要表现为心绞痛、心律失常、心力衰竭，严重时可发生急性心肌梗死或猝死。冠心病可引起呼吸、循环、代谢功能障碍、行为障碍和机体耐力减退。冠心病的发生受诸多因素影响，高血压、高血脂、高血糖、肥胖等都是冠心病的危险因素。临床上根据冠状动脉病变的部位、范围、血管阻塞程度和心肌供血不足严重程度，将冠心病分为无症状型、心绞痛型、心肌梗死型、心力衰竭型和猝死型五种类型。冠心病的康复意义，不仅在于阻止或逆转潜在发展的动脉粥样硬化过程，降低再次发生心梗或猝死的危险，还可以影响患者周围人群对冠心病的危害的认识，有利于存在冠心病危险因素的人群及早改变不良生活方式，预防冠心病的发生。

（二）冠心病的康复评定

冠心病的康复评定主要采用运动试验及行为类型的评定。

（三）冠心病的康复治疗

冠心病的康复计划遵循力求最小的危险性和最大的恢复性原则，治疗方法主要是医疗性运动，配合心理、作业、行为治疗和危险因素纠正等。冠心病康复一般分三期：Ⅰ期指急性心肌梗死或急性冠脉综合征住院期康复；Ⅱ期指患者出院开始，至病情稳定性完全建立为止；Ⅲ期指病情处于较长期稳定状态，包括陈旧性心肌梗死、稳定性心绞痛及隐性冠心病。凡康复训练过程中可诱发患者病情恶化的情况均列为禁忌证，不理解或不合作者亦不宜进行康复治疗。

1. Ⅰ期康复治疗

（1）康复目标　低水平运动试验阴性，如按正常节奏连续行走100～200米或上下1～2层楼梯无症状和体征出现，运动能力达到2～3代谢当量（metablic equivalent，MET），能够适应家庭生活。患者了解冠心病的危险因素及注意事项，生理和心理上都能够适应疾病发作。

（2）康复治疗　进行床边活动：如穿衣、洗脸、刷牙、吃饭等；呼吸训练：如腹式呼吸训练；坐位训练：如病情平稳后第一天即开始；步行训练：如床边站立，逐渐床边步行；使用床边坐便器排便；上、下楼训练：如以缓慢的速度上下楼梯，每上一级台阶可以稍作休息；心理康复与健康教育：如克服焦虑与恐惧。

在Ⅰ期康复治疗中，可缓慢增加活动量，生命体征一旦平稳，无其他合并症时即可开始，根据患者感觉和耐受性决定活动强度。

2. Ⅱ期康复治疗

（1）康复目标　逐步恢复一般日常生活活动能力，包括轻度家务劳动、娱乐活动等。当运动能力达到4～6METs时可提升患者生活质量。对体力活动没有更高要求的患者可停留在此期，患者在家即可完成。

（2）康复治疗　进行轻微体力活动；室内外散步；做医疗体操，如太极拳；气功锻练以静功为主；进行适量家务劳动，如家庭卫生、厨房活动；积极开展作业治疗等。一般活动不需医疗监测，较大强度活动时，可应用远程心电图监护系统监测；避免所有上肢超过心脏平面的活动，坚持能量节约策略。每周需要门诊随访一次，中途有任何不适均应暂停运动。

3. Ⅲ期康复治疗

（1）康复目标　巩固Ⅱ期康复治疗成果，控制危险因素，提高患者体力活动能力和心血管功能，恢复发病前的生活和工作；可在康复中心或社区完成。

（2）康复治疗　主张采取有氧训练（如步行、登山、游泳、骑车等）、力量训练、柔韧性训练、作业训练、医疗体操、平衡训练、气功等运动方式，要求达到一定的运动量才能取得较好的训练效果。建议每周运动量 700～2000kcal（步行 10～32km），靶强度40%～80%METs，每周 3～5次，靶强度时间 10～20分钟，每次运动总时间 10～60分钟。在Ⅲ期康复治疗中，要把握合适的运动量，运动时微汗即可，呼吸轻度加快但不影响对话，早晨起床感觉舒适，无持续疲劳感和其他不适感。

五、慢性阻塞性肺疾病

（一）慢性阻塞性肺疾病概述

慢性阻塞性肺疾病（chronic obstructive pulmonary disease，COPD）是一种严重的呼吸系统疾病，包括具有气流阻塞特征的慢性支气管炎及合并肺气肿。近些年，由于生存环境的污染，本病发病率有明显增加的趋势。临床表现有慢性咳嗽、咳痰及进行性加重的呼吸困难，严重时可出现呼吸衰竭。长期缺氧和呼吸不畅严重影响患者的日常生活和工作，甚至出现焦虑、抑郁等心理障碍，给患者和家庭带来极大的痛苦。COPD病理变化是不可逆的，因此，当前国内外学者一致强调本病的康复治疗来稳定本病的病理生理变化，争取患者发挥最大的呼吸功能潜力，从根本上提高患者的生存质量。

知 识 链 接

慢性阻塞性肺疾病的病理变化过程

COPD病变以气道、肺实质和肺血管的慢性炎症为主，在此基础上出现相应的COPD特征性病理生理改变，包括黏液高分泌、纤毛功能失调、气流受限、肺过度充气、气体交换异常、肺动脉高压和肺心病及全身不良反应。随着COPD病情不断的进展，可导致外周气道阻塞、肺实质破坏及肺血管的异常等，肺气体交换能力下降，产生低氧血症，长期慢性缺氧导致肺血管广泛收缩和肺动脉高压，并伴有血管内膜增生，导致血管发生纤维化和闭塞，造成肺循环的结构重组，晚期可出现肺动脉高压症及右心衰竭，多预后不良。

（二）慢性阻塞性肺疾病的康复评定

慢性阻塞性肺疾病的康复评定包括根据 Borg 量表改进的评分法等进行呼吸功能评定，利用平板或功率车分级运动试验及定量行走评定运动功能，根据情况进行日常生活活动能力评定、呼吸肌力量评估、上下肢肌肉力量评估、心理评定等。

（三）慢性阻塞性肺疾病的康复治疗

1. 康复目标　改善患者心肺功能，消除疾病遗留的功能障碍，增强患者对运动和活动的耐力，提高机体免疫力，改善患者心理状况。

2. 康复治疗

（1）药物治疗　患者在康复之前应给予适当的药物治疗，包括应用支气管扩张剂、抗生素、皮质激素、黏液溶解剂和抗过敏剂等。

（2）排痰训练　为了促进呼吸道分泌物排出、降低气流阻力、减少肺部感染，可采用以下方法排痰：体位引流，胸部叩击、震颤，咳嗽训练，物理因子治疗等。

（3）呼吸训练　①重建腹式呼吸模式：患者以半卧位最适合，两膝半屈（或在膝下垫一个小枕头）使腹肌放松，两手分别放在前胸和上腹部，用鼻子缓慢吸气时膈肌松弛，腹部的手有被抬起的感觉，胸部的手原位不动；呼气时，腹肌收缩，腹部的手有下降感。患者可每天进行训练，每次做 5～15 分钟，每次训练以 5～7 次为宜，逐渐养成平稳而缓慢的腹式呼吸习惯。②缩嘴呼气法：经鼻腔吸气，呼气时将嘴缩紧，增加呼气阻力，适当延长呼吸时间，在 4～6 秒内将气体缓慢呼出，减少肺内残气量。

（4）有氧运动　有氧运动是比较适宜 COPD 患者的运动形式。倡导患者每天进行户外平地步行 1 小时，早晚各 1 次。其他有氧运动还推荐跳舞、游泳、气功、踏车等，根据个人身体状况选择。

（5）氧疗　氧疗对 COPD 患者具有重要的作用，可通过导管、面罩或机械通气给氧。如果条件许可，COPD 患者可每天进行 10～15 小时的间断低流量吸氧，对延长患者寿命和改善生存质量有明显作用。

（6）中国传统康复疗法　中国传统康复疗法强调身心调整训练，具体方法有医疗体操、医疗气功、穴位按摩、针灸、拔罐等。

（7）心理治疗　患者一般认为，COPD 是不能治愈的，故易产生焦虑、抑郁、沮丧等心理行为障碍。指导患者学会身心放松，适当减压，有助于减轻呼吸困难等症状。

六、糖尿病

（一）糖尿病概述

糖尿病（diabetes mellitus）是由遗传和环境因素共同作用引起的一组以糖代谢紊乱为主要表现的临床综合征。糖尿病以血浆葡萄糖增高为主要特征，临床早期一般症状不明显，后可见多食、多饮、多尿、烦渴、善饥、消瘦、疲乏无力等症状，久病者常伴发多种并发症，严重时可发生酮症酸中毒、高渗性昏迷、乳酸性酸中毒而威胁生命。糖尿病临床分型有两大类，胰岛素分泌绝对缺乏为Ⅰ型糖尿病，胰岛素分泌的相对缺乏为Ⅱ型糖尿病。

（二）糖尿病的康复评定

1. 依据生化指标、靶器官损害程度和糖尿病康复疗效评定患者生理功能。

2. 采用 Hamilton 焦虑量表（HAMA）、Hamilton 抑郁量表（HAMD）、简明精神病评定量表（BPRS）、症状自评量表（SCL-9）等进行心理功能评定。

3. 采用改进的 Barthel 指数评定表、功能独立性评定量表（FIM）等评定日常生活活动能力。

4. 进行生活质量、劳动力等社会参与能力评定。

（三）糖尿病的康复治疗

糖尿病的康复治疗包括饮食治疗、药物治疗、运动疗法、健康宣教、自我检测血糖和心理治疗。其中饮食治疗、运动疗法及药物治疗起到了直接作用，而健康宣教和自我检测血糖则保证了这三种治疗方法正确发挥其作用。

1. 饮食治疗 无论Ⅰ型糖尿病或Ⅱ型糖尿病，饮食疗法都是其治疗的基础，应严格和长期执行。

（1）确定每日总热量 先计算出理想体重，再根据理想体重和工作性质计算每日所需总热量。

$$理想体重（kg）=［身高（cm）-100］×0.9$$

（2）营养素的热量分配 根据病情发展阶段、患者饮食习惯、生活方式等调整营养素的热量分配，做到比例合理和个体化。

（3）制定食谱 根据患者生活习惯、病情和配合药物治疗的需要，可将每日三餐分配为 1/5、2/5、2/5，或 1/3、1/3、1/3。

（4）其他 食物纤维不易被小肠消化吸收，故可延缓糖和脂肪的吸收，带来饱腹感，有助于降低血糖和胆固醇水平。此外，患者还应少盐、忌酒。

2. 药物治疗 糖尿病的治疗包括口服降糖药和注射胰岛素治疗。

（1）口服抗糖尿病药物 口服药大致分为促胰岛素分泌类剂，胰岛素增敏剂和 α-葡萄糖苷酶抑制剂。促胰岛素分泌剂可以引起低血糖反应，而后两类一般不引起低血糖反应。可根据病情选用一种或两种药物联合治疗。

（2）胰岛素注射治疗 短效胰岛素制剂 3～4 次/天，餐前 30 分钟皮下注射；中长效胰岛素制剂 1～2 次/天，早晚餐前 30 分钟皮下注射；预混胰岛素制剂 1～2 次/天，早晚餐前 30 分钟皮下注射。根据病情选择制剂和剂量，监测血糖，调整胰岛素用量。

3. 运动疗法　运动疗法主要适用于轻度和中度Ⅱ型患者，尤其肥胖者，病情稳定的Ⅰ型患者也可进行运动锻炼。长期规律运动可提高胰岛素的敏感性，有利于控制血糖、减少并发症，是糖尿病治疗中不可缺少的方法。

（1）运动方式　糖尿病患者宜行低至中等强度的有氧运动。因人而异选择患者感兴趣、简单的项目，如步行、慢跑、登楼、游泳、划船、有氧体操、球类等活动，亦可利用活动平板、功率自行车等工具进行运动。

（2）运动强度　运动量是运动方案的核心。运动量的大小由运动强度、运动持续时间和运动频度三个因素决定。根据患者糖尿病的类型、肥胖程度、并发症的不同等具体情况，制定出将风险降低至最低的个体化运动处方。运动量是否合适，应以运动后反应作为标准。运动后精力充沛，不易疲劳，心率常在运动后10分钟内恢复至安静时心率，此为运动量适合。

靶心率（target heart rate，THR）是获得较好运动效果并能确保安全的运动心率。靶心率一般通过运动试验获得，即取运动试验中最大心率的60%～80%作为靶心率，可通过下列公式得出：

$$靶心率＝［220-年龄（岁）］×（60\%～80\%）$$
$$靶心率＝（最高心率-安静心率）×（60\%～80\%）+安静心率$$

（3）运动时间　运动时间是准备活动、运动训练和放松活动三部分的总和。每次运动时间为40分钟左右，达靶心率的时间以20～30分钟为宜，训练一般可从10分钟开始，适应后逐渐增加至30～40分钟。

（4）运动频率　一般每天1次或每周运动3～4次。次数过少，运动间歇超过4天，运动训练的效果及运动蓄积效应将减少，已获得改善的胰岛素敏感性将会消失。

（5）注意事项　运动时适当减少口服降糖药或胰岛素的剂量，适当补充糖水或甜饮料可防止低血糖的发生；胰岛素的注射部位应避开运动肌群，一般选择腹部为宜。制定运动方案前，应对患者进行全面体检，运动实施前后必须进行热身活动和放松运动，以避免心脑血管事件的发生及肌肉关节损伤。

复习思考

1. 试述疾病康复的概念？

2. 骨折患者的康复治疗方法包括哪些？

3. 如何制定糖尿病患者运动处方？

主要参考书目

［1］黄学英 . 常见疾病康复学 . 北京：中国中医药出版社，2006.

［2］张宏 . 康复医学 . 北京：中国中医药出版社，2017.

［3］励建安，江钟立 . 康复医学 .3 版 . 北京：科学出版社，2016.

［4］吴江，贾建平 . 神经病学 .3 版 . 北京：人民卫生出版社，2015.

［5］王俊华，周立峰 . 康复治疗基础 .2 版 . 北京：人民卫生出版社，2014.

［6］张绍岚，何小花 . 疾病康复 .2 版 . 北京：人民卫生出版社，2014.

［7］邓倩 . 临床康复学 .2 版 . 北京：人民卫生出版社，2014.

［8］林成杰 . 物理治疗技术 .2 版 . 北京：人民卫生出版社，2014.

［9］吴淑娥 . 作业治疗技术 .2 版 . 北京：人民卫生出版社，2014.

［10］闵水平，孙晓莉 . 作业治疗技术 .2 版 . 北京：人民卫生出版社，2014.

［11］肖晓鸿 . 康复工程技术 . 北京：人民卫生出版社，2014.

［12］邢本香，李贻能 . 康复医学概论 . 北京：人民卫生出版社，2014.

［13］宋为群，王晓臣 . 康复医学 .3 版 . 人民卫生出版社，2014.

［14］恽晓平 . 康复疗法评定学 . 北京：华夏出版社，2014.

［15］周建军、符逢春 . 临床医学概要 .2 版 . 北京：人民卫生出版社，2014.

［16］全国卫生专业技术考试专家委员会 .2015 全国卫生专业技术考试指导康复医学与治疗技术 . 北京：人民军医出版社，2014.

［17］王宁华 . 康复医学概论 .2 版 . 北京：人民卫生出版社，2013.

［18］王玉龙 . 康复功能评定学 .2 版 . 北京：人民卫生出版社，2013.

［19］黄晓琳，燕铁斌 . 康复医学 .5 版 . 北京：人民卫生出版社，2013.

［20］胡军 . 作业治疗学 . 北京：人民卫生出版社，2013.

［21］万萍 . 言语治疗学 . 北京：人民卫生出版社，2013.

［22］倪朝民，神经康复学 . 北京：人民卫生出版社，2013.

［23］褚立希，严隽陶 . 运动医学 . 北京：人民卫生出版社，2012.

［24］唐强，张安仁 . 临床康复学 . 北京：人民卫生出版社，2012.

［25］金荣疆，张宏 . 物理治疗学 . 北京：人民卫生出版社，2012.

［26］吴勉华，王新月 . 中医内科学 .9 版 . 北京：中国中医药出版社，2012.

［27］孙权 . 康复评定 .2 版 . 北京：人民卫生出版社，2010.

［28］熊恩富 . 康复医学基础 . 北京：人民军医出版社，2010.

［29］陈立典，吴毅.临床疾病康复学.北京：科学出版社，2010.

［30］张绍岚.康复功能评定.北京：高等教育出版社，2009.

［31］江中立.人体发育学.北京：华夏出版社，2009.

［32］李晓捷.实用小儿脑性瘫痪康复治疗技术.北京：人民卫生出版社，2009.

［33］南登崑.康复医学.北京：人民卫生出版社，2008.

［34］李晓捷.人体发育学.北京：人民卫生出版社，2007.

［35］关晔.临床康复学.北京：华夏出版社，2005.

［36］沈晓明.发育和行为儿科学.南京：江苏科学技术出版社，2003.

［37］诸福棠.实用儿科学.北京：人民卫生出版社，2000.

［38］许积德.小儿内科学.北京：人民卫生出版社，1987.